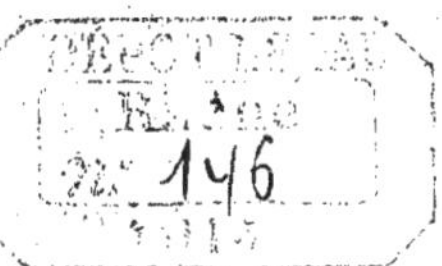

CONTRIBUTION A L'ÉTUDE

DE L'URÉTRECTOMIE

AVEC

URÉTRORRAPHIE CIRCULAIRE
ET DÉRIVATION DES URINES

(METHODE DE ROCHET)

PAR

Le Dr Léopold HERMANTIER

Ancien interne de l'Hospice départemental pour la vieillesse d'Albigny (Rhône).

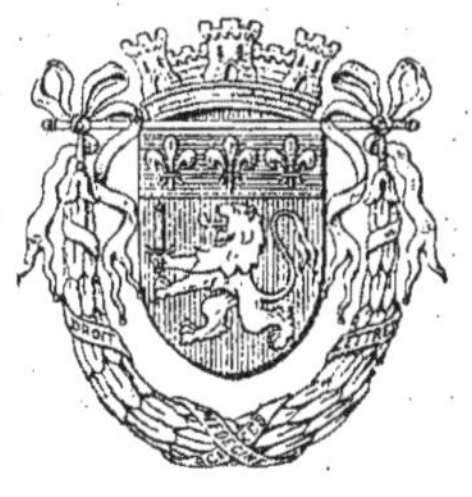

LYON

A. REY, IMPRIMEUR-ÉDITEUR DE L'UNIVERSITE

4, RUE GENTIL, 4

1915

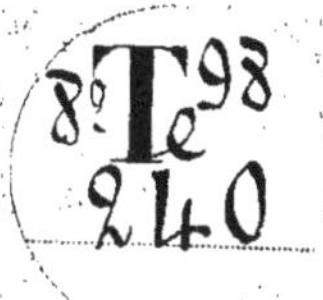

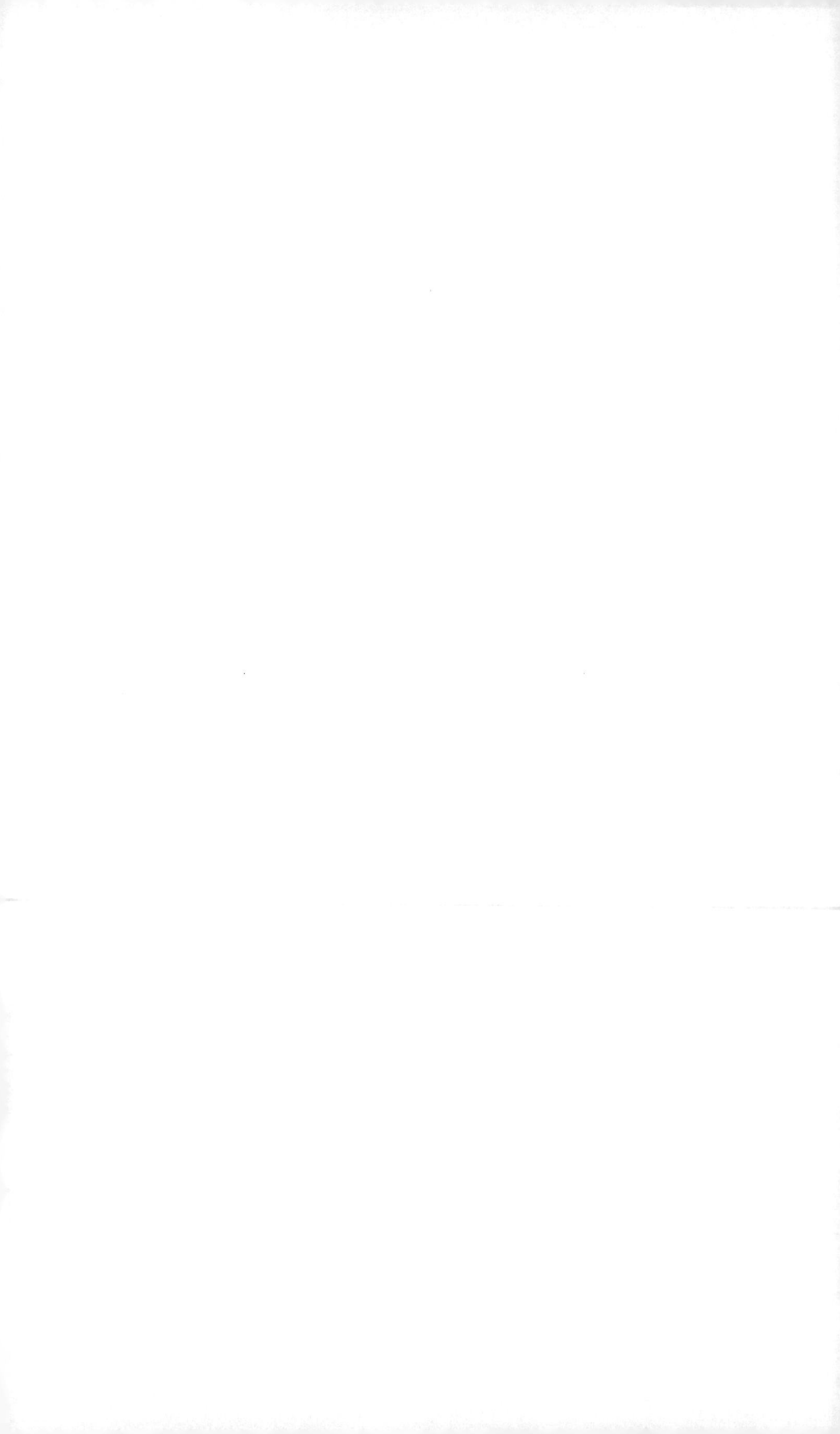

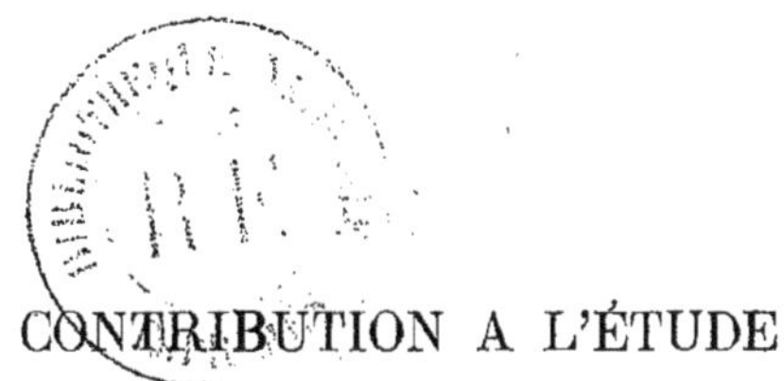

CONTRIBUTION A L'ÉTUDE

DE L'URÉTRECTOMIE

AVEC

URÉTRORRAPHIE CIRCULAIRE
ET DÉRIVATION DES URINES

(MÉTHODE DE ROCHET)

CONTRIBUTION A L'ÉTUDE

DE L'URÉTRECTOMIE

AVEC

URÉTRORRAPHIE CIRCULAIRE

ET DÉRIVATION DES URINES

(MÉTHODE DE ROCHET)

PAR

Le Dr Léopold HERMANTIER

Ancien interne de l'Hospice départemental pour la vieillesse
d'Albigny (Rhône).

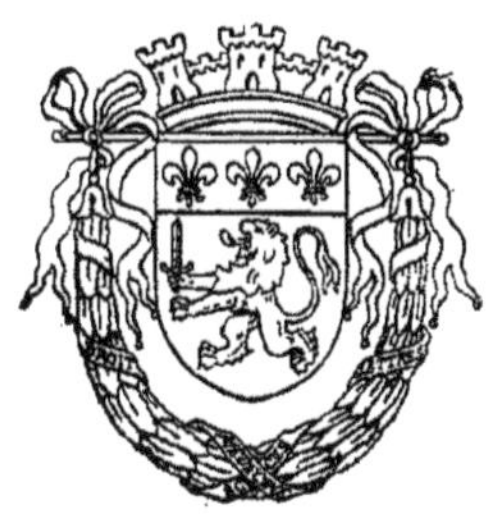

LYON

A. REY, IMPRIMEUR-ÉDITEUR DE L'UNIVERSITE

4, RUE GENTIL, 4

1915

A MES PARENTS

A MES AMIS

INTRODUCTION

Sur l'indication de M. Jeanbrau, qui a bien voulu me confier deux observations inédites, j'ai choisi comme sujet de thèse « l'urétrectomie avec urétrorraphie circulaire et dérivation des urines ». L'opération en elle-même ne comporte rien de nouveau : ce qui en constitue le temps original, c'est la suppression de toute sonde à demeure, l'urine étant dérivée en arrière de l'anastomose par urétrostomie temporaire. Cette dérivation de l'urine permet à la suture urétrale de se cicatriser par première intention, ce qui n'arrivait presque jamais lorsqu'on laissait une sonde dans l'urètre. Il en résulte une cicatrice linéaire, peu rétractile, facile à dilater et à maintenir dilatée.

Comme j'espère le montrer dans le chapitre suivant, ce temps particulier de l'opération qui a pour but de dériver momentanément le cours de l'urine est de conception entièrement française : c'est M. Rochet, de Lyon, qui en a eu l'idée et qui en a montré le premier les avantages et l'innocuité. Mais, comme il arrive en France pour la plupart des conceptions françaises, nos compatriotes n'en ont reconnu et apprécié les avantages que lorsque l'opération nous est revenue de l'étranger. Aussi a-t-on proposé d'appeler l'urétrorraphie circulaire avec dérivation par urétrostomie temporaire, « procédé de Cabot. » Il suffit de se reporter aux publications de M. Rochet pour se convaincre que ce procédé n'est tout simplement que l'application à la résection de l'urètre rétréci d'une véritable méthode chirurgicale comportant de nombreuses applications et que l'on doit appeler « méthode de Rochet ».

J'ai désiré terminer ma scolarité interrompue par la guerre et à laquelle il ne manquait d'ailleurs que la thèse. Au front, d'août 1914 à février 1915, et affecté depuis cette époque à des corps de troupes cantonnés loin de tout centre universitaire médical, je n'ai pu utiliser l'année scolaire 1914-1915. C'est à l'obligeance de M. le Pr agrégé Jeanbrau que je dois de pouvoir terminer dès l'ouverture de l'année 1915-1916. Qu'il en soit remercié par moi d'autant plus vivement que j'ai dû, à cause de ce travail, le déranger souvent dans un moment où il est plus particulièrement absorbé par les blessés.

Loin de toute bibliothèque, privé de tout conseil, livré à mes seuls souvenirs d'étudiant, il m'était impossible, au milieu des préoccupations de l'heure présente d'écrire même une revue générale. J'ai du, et je m'en excuse auprès de mes juges, me borner à consulter les derniers articles parus sur ce sujet et réunir en hâte quelques observations, mon retour au front étant proche. C'est donc en sollicitant l'indulgence de mes juges que j'indique ici le plan de ce modeste travail :

Chapitre premier. — *Historique.*
Chapitre II. — *Technique.*
Chapitre III. — *Soins post-opératoires.*
Chapitre IV. — *Indications.*
Chapitre V. — *Résultats.*
Observations.
Conclusions.

CONTRIBUTION A L'ÉTUDE

DE L'URÉTRECTOMIE

AVEC

URÉTRORRAPHIE CIRCULAIRE
ET DÉRIVATION DES URINES

(MÉTHODE DE ROCHET)

CHAPITRE PREMIER

HISTORIQUE

La résection de la zone sténosée constitue sans conteste le seul traitement curatif des rétrécissements de l'urètre, en particulier du rétrécissement traumatique qui est unique, périnéal, à évolution rapide, très difficilement dilatable. Mais la résection ne peut donner un résultat durable que si elle est suivie d'une réunion circulaire des deux bouts *par première intention*. On substitue alors à une zone de tissu spongieux infecté et sclérosé, où les fibres élastiques ont définitivement disparu, une cicatrice circonférentielle il est vrai, mais linéaire et formée en tissu sain ou à peu près sain.

Or, jusqu'à ces dernières années, lorsqu'on faisait la « stricturectomie », ou l'urétrectomie suivie d'urétrorraphie circulaire, on laissait dans le canal une sonde à demeure pour éviter l'infiltration de l'urine entre les points de suture. Résultat : l'urine filtrait quand même, car il suffit d'un léger déplacement, d'un caillot qui obstrue la sonde, d'un effort du malade, pour que cette filtration se produise. Mais surtout la présence d'une sonde à demeure dans l'urètre détermine une sécrétion abondante des glandes de Littre, sécrétion qui constitue un bouillon de culture excellent pour les microbes saprophytes de l'urètre. Le canal est transformé en un véritable tube de bouillon de culture à la température de 37 degrés, de sorte que très rarement la suture bout à bout de l'urètre était suivie de réunion sans désunion de l'anastomose ; il y avait souvent une fistule temporaire, toujours de la suppuration de la ligne de suture, et la cicatrice qui en résultait ne se laissait guère mieux dilater que le rétrécissement qu'on avait réséqué.

En somme, l'urétrorraphie circulaire était destinée à disparaître de la thérapeutique chirurgicale à cause de la sonde à demeure.

En 1906, frappés des résultats imparfaits donnés par cette opération, Guyon et Legueu eurent l'idée de pratiquer, deux mois avant la résection d'un rétrécissement, une urétrostomie temporaire. Cette dérivation préliminaire des urines était destinée à permettre au périnée de s'assainir, de s'assouplir et de rendre possible dans la suite, non pas l'urétrorraphie circulaire, mais la réfection de l'urètre par autoplastie cutanée. On sait que Pasteau et Iselin ont érigé cette pratique en une véritable méthode qui a donné de bons résultats. Mais on pouvait faire mieux, plus facilement et plus vite.

C'est à M. le professeur Rochet, de Lyon, qu'on doit l'idée qui assure le succès des sutures urétrales et, d'une manière générale, de la fermeture de toutes les fistules urétrales : *la suppression de toute sonde à demeure par dérivation des urines, grâce à une urétrostomie ou à une cystostomie temporaire.*

Dans son livre sur la *Chirurgie de l'Urètre*, paru en 1895, M. Rochet écrivait en effet : « L'ouverture de la vessie au pubis pourra rendre de grands services. Elle nous paraît surtout devoir faciliter singulièrement les restaurations urétrales (par autoplasties ou non) après les urétrectomies, en détournant complètement l'urine du foyer opératoire, et en évitant la sonde à demeure ainsi que les cathétérismes répétés. »

Comme on le voit, l'idée était lancée : il ne restait qu'à l'appliquer et à la vulgariser.

En 1901, M. Rochet imagina de faire la dérivation des urines à l'aide d'une sonde introduite par une boutonnière urétrale en arrière de l'autoplastie cutanée effectuée pour traiter un rétrécissement grave de l'urètre. Notre Maître n'avait, à cette époque, rien lu ni vu faire à ce sujet.

Le 9 février 1905, M. Rochet fait à la *Société de Chirurgie de Lyon*, une communication sur l'*Urétrostomie de dérivation*, complétant l'urétrorraphie circulaire. Il s'exprime ainsi : « La règle classique est de mettre une sonde à demeure, pendant la « prise du « canal », c'est-à-dire pendant une huitaine de jours. *Nous, nous disons résolument : non.* La sonde à demeure est, croyons-nous, la pire des choses en pareil cas. La sonde à demeure est l'agent le plus actif de dislocation des sutures urétrales, quelles qu'elles soient et après n'importe quelle opération. » Et, plus loin, M. Rochet ajoute : « Ce que nous proposons, après avoir essayé la méthode avec plein succès chez plusieurs malades, *c'est la dérivation de l'urine vésicale pendant tout le temps nécessaire à la prise complète de la suture urétrale.* »

Peu après, MM. Nové-Josserand et Delore adoptèrent cette méthode : « Le chirurgien, disent-ils, aux prises avec une autoplastie difficile (fistules, rétrécissements, hypospadias), aura tout avantage à établir d'abord une fistule périnéale, une urétrostomie périnéale temporaire. Dans un deuxième temps, il guérit la lésion, ainsi mise à l'abri de l'urine. Dans un troisième temps, il ne reste plus qu'à obturer le méat périnéal temporaire. »

Nous verrons que ce dernier temps est inutile, le méat de dérivation se fermant rapidement quand on enlève la sonde.

La question en était là lorsque, en décembre 1909, H. Cabot (de Boston) publia douze opérations de résections de rétrécissement effectuées dans les dix-huit mois précédents, suivies de dérivation des urines par une boutonnière périnéale pratiquée en arrière de la suture.

La publication de Cabot est donc postérieure de quatorze ans à celle dans laquelle M. Rochet proposait la dérivation des urines par la taille hypogastrique et de quatre ans à celle dans laquelle il décrivait sa technique de l'urétrostomie périnéale de dérivation. C'est donc par un sentiment d'humilité nationale excessive que des chirurgiens français ont proposé de donner à la dérivation des urines par le périnée le nom de « procédé de Cabot ». Il s'agit, tout d'abord, non pas d'un simple procédé, mais d'une véritable méthode constituant un progrès important qui transforme les résultats de la chirurgie urétrale. Et cette méthode, si, comme c'est de toute équité, on doit lui donner un nom, doit être appelée *méthode de Rochet.*

D'ailleurs, cette idée répondait si bien à un besoin impérieux de la chirurgie urétrale, qu'en 1910, MM. Marion et Heitz-Boyer, à la *XIV*[e] *Session de l'Association française d'Urologie*, décrivirent avec une précision parfaite les temps successifs de la « réparation de l'urètre bout à bout avec dérivation immédiate et temporaire des urines par urétrostomie ». Ils en donnaient quatre observations et ils réglaient les indications de l'opération.

Depuis, M. Marion est revenu à plusieurs reprises sur cette question dans ses cliniques et dans le *Journal d'Urologie*. Il a contribué pour une part importante à vulgariser la méthode, par une remarquable description iconographique (*Journal d'Urologie*, avril 1912) et la relation de ses beaux succès (*Journal d'Urologie*, mai 1914). Dans l'intervalle, les thèses de Guillaume et de Silva ont fourni des documents fort intéressants sur la dérivation de l'urine dans les interventions sur l'urètre.

La question paraît jugée aujourd'hui : la méthode de Rochet permet d'obtenir la réunion par première intention des anastomoses et des autoplasties urétrales avec des cicatrices souples, sténosantes au minimum. Quoiqu'on en ait dit, c'est une méthode française, comme l'urétrotomie interne et la lithotritie.

CHAPITRE II

TECHNIQUE

La technique que nous allons indiquer a été exposée avec une précision remarquable par M. Marion, et nous ne saurions mieux faire que de la transcrire presque textuellement.

Instruments nécessaires. — En plus des bistouris, pinces et ciseaux droits et courbes et d'un béniqué pour introduire dans l'urètre jusqu'au rétrécisssement, si celui-ci est infranchissable, il faut : 1° une petite aiguille de Reverdin courbe, à intestin, ou des aiguilles rondes, quart de cercle, n° 4 ou n° 5, admettant toutes deux du catgut 00 ; 2° une pince à disséquer à cinq dents ; 3° deux ou trois grosses sondes en gomme, à bout olivaire, n°s 22, 24, 26 ; à défaut de sondes à bout olivaire, des sondes à béquille peuvent suffire ; 4° une sonde de Nélaton n° 16, et une sonde à béquille même numéro pour la dérivation.

L'urètre devant être suturé au catgut, il faut aussi du catgut souple, non chromé, très résistant, n° 0 ou mieux 00 et du catgut n° 1 pour les ligatures.

Prenons le cas d'un rétrécissement franchissable ou non de la partie scrotale de l'urètre :

Un béniqué assez volumineux est introduit jusqu'au rétrécissement et maintenu par un aide en position exactement médiane. Si le rétrécissement est franchissable à une filiforme, on peut visser sur celle-ci, soit un cathéter Guyon, soit le cathéter cannelé à pas de vis mâle, soit le conducteur de l'urétrotome de Maisonneuve.

Premier temps : *incision périnéale.* — Incision médiane, divisant les bourses, et descendant jusqu'à trois centimètres de l'anus. Même s'il existe des fistules, des callosités, on incise franchement sur la ligne médiane jusqu'à ce qu'on arrive sur la partie saine de l'urètre, ce que l'on reconnaît à ce que l'on perçoit le béniqué à travers la paroi souple formée par le corps spongieux normal.

Deuxième temps : *découverte et isolement de l'urètre.* — L'urètre étant ainsi reconnu, on l'isole à coups de ciseaux mousses ou à l'aide du bistouri. Il faut prendre bien garde de ne pas entamer la gaine fibreuse de son corps spongieux, ce qui arrive facilement si l'on se sert de ciseaux pointus et si l'urètre est distendu par le béniqué. A l'aide des ciseaux, on résèque largement toutes les callosités et tout le tissu induré, ainsi que les trajets fistuleux lorsqu'il en existe, de façon à dégager complètement l'urètre. On pince les vaisseaux qui donnent et on place des ligatures.

Afin de mieux explorer la région et de faciliter le reste de l'opération, on passe sur chaque lèvre de l'incision un fil en ⊂ dont la boucle se trouve dans la plaie et dont les chefs sont fixés aux compresses qui entourent les cuisses avec une pince à forcipressure.

Troisième temps : *résection du segment d'urètre rétréci.* — Le rétrécissement étant repéré par la palpation du béniqué arrêté dans l'urètre, par la sensation de nodule dur que donne le rétrécissement traumatique, par le siège de la fistule, on incise transversalement le canal en avant.

Cette section doit être totale, de façon à pouvoir disséquer ensuite le canal et le mobiliser.

On sectionne de même l'urètre en arrière du rétrécissement, et on résèque la portion ainsi délimitée par les deux incisions. Cette résection atteint, selon les cas, 2, 3, 4 et même 5 centimètres. Il est préférable de ne pas aller au delà, l'anastomose risquant d'échouer. Les tranches de l'urètre saignent parfois en jet : on comprime pendant un instant. Il est préférable de ne pas mâcher le tissu spongieux avec des pinces et de ne pas placer de ligatures qui entraveraient une exacte juxtaposition des tranches urétrales. La suture suffira tout à l'heure pour arrêter l'hémorragie.

Quatrième temps : *mobilisation du bout antérieur.* — Ce temps a une importance capitale. Il doit être exécuté avec soin et avec hardiesse, car ce segment antérieur du canal doit être suffisamment libéré pour être amené *sans tension* au contact du bout postérieur peu mobilisable.

A l'aide de petits ciseaux courbes mousses, on libère donc l'urètre sur ses parties latérales, puis sur sa face supérieure d'où il faut le séparer avec soin des corps caverneux. Nous répétons qu'il faut bien prendre garde de ne pas blesser le canal ; au cas où on éraillerait la gaine du tissu spongieux, on fermerait la petite brèche avec un catgut fin.

Le segment antérieur de l'urètre étant bien libéré et mobile, on dissèque le bout supérieur sur une longueur de 1 centimètre, afin de pouvoir passer facilement les fils à travers sa tranche.

Cinquième temps : *placement des fils de soutien.* — Comme y a insisté M. Marion, ces fils sont absolument nécessaires : ce sont eux qui maintiendront les deux segments coaptés sans la moindre traction pendant qu'on effectuera l'urétrorraphie.

A cet effet, un catgut n° 1 sera passé latéralement à travers le tissu spongieux de la partie antérieure de la portion disséquée et sera fixé bien au-dessous, dans les tissus périurétraux. On placera un second catgut du côté opposé. Ainsi le segment libéré de l'urètre sera maintenu abaissé et il sera aisé de l'affronter contre le bout inférieur.

Sixième temps : *urétrorraphie circulaire.* — A l'aide d'une fine aiguille de Reverdin courbe, ou d'aiguilles intestinales, rondes, dites quart de cercle n° 4, enfilées de catgut résistant oo, on va placer cinq points sans traverser la muqueuse.

On commence par placer deux points en arrière et en haut, à 11 heures et à 13 heures, si l'on place par la pensée un cadran de montre sur la tranche urétrale. Chacun de ces fils sera placé en deux fois : l'aiguille traverse d'abord la paroi du segment supérieur et entraîne le fil ; elle traverse ensuite la paroi du bout inférieur, l'aide tamponnant doucement avec une compresse pour éponger le sang et rendre visible la tranche urétrale. Les deux fils étant placés, sans que la muqueuse ait été traversée, on les noue en dehors de l'urètre en rapprochant le mieux possible les deux tranches.

Reste à placer trois autres points avec le plus de symétrie possible, afin d'obtenir une cicatrice linéaire et circonférentielle.

Pour cela, on introduit par le méat urétral une grosse sonde en gomme à bout olivaire, soit un numéro 26, soit un numéro 24, soit un numéro 22. La sonde sort par le périnée et on introduit son extrémité olivaire dans le bout postérieur et jusque dans la vessie. La paroi de l'urètre est ainsi étalée et il devient aisé de placer trois fils exactement parallèles à l'axe du canal, toujours sans traverser la muqueuse urétrale. De ces trois fils, deux sont latéraux, un est médian. Il peut être utile d'en placer un intermédiaire.

Septième temps : *urétrostomie temporaire en arrière du rétrécissement.* — Lorsque M. Rochet eut l'idée de dériver les urines afin de supprimer la sonde dans le canal, il laissait une petite brèche à la partie inférieure de l'anastomose et c'est par cette brèche qu'il introduisait une sonde dans la vessie. Les neuf premières observations que nous avons empruntées à la thèse déjà ancienne de Colineau en constituent des exemples. Mais elles se rapportent à des cas particulièrement graves où M. Rochet dut faire l'autoplastie, l'état du périnée ne permettant pas d'intervenir à coup sûr. Mais cette manière de faire n'en constituait pas moins un progrès : de là à inciser en urètre sain, en arrière de l'anastomose, il n'y avait qu'un pas et il était naturel de le franchir.

Aujourd'hui, on pratique de la manière suivante : sur la saillie perçue au toucher de la grosse sonde distendant l'urètre, à 1 centimètre et demi en arrière de la suture, on fait au bistouri une petite incision longitudinale de 2 centimètres ; avec deux pinces on repère les lèvres de l'incision et on incise la muqueuse urétrale sur la sonde que l'aide retire doucement. Par la brèche, on introduit dans la vessie soit une sonde de Nélaton n° 16, soit une sonde béquille de même calibre, que l'on fixera à la peau à l'aide d'un crin de Florence solidement noué autour de la sonde et traversant les deux lèvres de la plaie cutanée. Il faut mettre cette sonde « au point » et s'assurer qu'elle n'est pas trop enfoncée : c'est affaire d'habitude.

Huitième temps. — On rapprochera les deux tiers ou les trois quarts antérieurs de la plaie à l'aide de crins de Florence. On ne laissera qu'une petite brèche en arrière de l'urétrorraphie et en avant de la sonde que l'on tamponnera mollement avec de la gaze à l'ectogan ou au vioforme.

Bandage en T.

Telle est la technique de l'opération proprement dite. Que le rétrécissement soit franchissable ou non, elle peut être effectuée de cette façon.

Mais, lorsqu'on ne trouve pas le bout postérieur, l'opération précédente est irréalisable sans cathétérisme rétrograde. Dans ce cas, il est naturel d'utiliser la petite incision hypogastrique pratiquée dans ce but pour faire la dérivation des urines. Nous verrons d'ailleurs, au chapitre des indications, les cas justiciables de la dérivation par urétrostomie et par cystostomie temporaire.

CHAPITRE III

SOINS POST-OPÉRATOIRES

Ils se résument dans la surveillance du bon fonctionnement de la sonde.

L'opéré sera couché dans le lit de façon que la sonde plonge dans l'urinal placé entre les cuisses, son extrémité étant assez fortement déclive par rapport au col vésical. Comme le séjour prolongé dans le décubitus détermine fatalement l'enfoncement du siège dans le lit par dépression du matelas, il faut glisser une planche sur le sommier pour éviter le creusement du lit. De plus, il faut, dans le pansement, s'ingénier à éviter toute coudure et toute compression de la sonde, sinon l'opéré fait de la rétention, souffre et expulse de l'urine entre la sonde et le canal.

M. Marion recommande de ne faire aucun lavage par la sonde. C'est évidemment préférable, surtout lorsque le malade présente des urines claires. On ne pratiquera d'injection par la sonde que si celle-ci s'obstrue par un caillot, une mucosité, un grumeau de pus.

Le pansement ne sera touché qu'au quatrième ou

cinquème jour. Si la gaze est adhérente, on se gardera de l'enlever. S'il y a un peu de suintement, on la remplacera simplement par une autre mèche de gaze à l'ectogan ou au vioforme.

On constipera l'opéré avec 10 centigrammes d'extrait d'opium par vingt-quatre heures et on le mettra au régime de résidu intestinal minimum.

Le seul incident qui puisse survenir réside dans le mauvais fonctionnement de la sonde, ce dont on sera averti par les douleurs de rétention accusées par le malade et l'issue d'urine entre le canal et la sonde. Il faut avouer que c'est un accident fréquent, surtout si l'on draine comme le conseillent MM. Rochet et Marion avec un Nélaton dont le calibre intérieur est très réduit. Aussi a-t-il semblé à M. Jeanbrau qu'il était bien préférable de mettre une sonde en gomme, soit à béquille, soit à bout olivaire n° 16. Non seulement sa lumière est plus grande, mais sa rigidité lui évite de se couder et de s'aplatir comme cela arrive aux sondes de Nélaton; enfin il est beaucoup plus facile de fixer à la peau une sonde en gomme à l'aide d'un crin noué autour d'elle.

Cependant, malgré les incidents résultant de l'obstruction de la sonde et de la filtration de l'urine le long de ses parois, la cicatrisation ne se fait pas moins par première intention, ainsi qu'on le verra dans les deux observations inédites que nous devons à M. Jeanbrau. C'est une preuve que ce n'est pas tant le contact de l'urine qui est nocif pour les sutures urétrales que la présence de la sonde qui constitue un corps étranger occasionnant la suppuration de l'urètre.

Au bout de douze jours, on enlève la sonde et on laisse le malade uriner par le canal. Les premiers jours une partie de l'urine passe par la boutonnière urétrale. Puis la miction se fait presque tout entière par le méat et il ne passe que quelques gouttes par le périnée. On conseille au malade de comprimer avec la main son pansement quand il urine, et en dix ou quinze jours, rarement plus, la fistule est fermée.

Si la boutonnière tardait à s'oblitérer, on passerait des béniqués tous les jours ou bien l'on placerait une sonde à demeure. Mais cette dernière sera très rarement utile.

CHAPITRE IV

INDICATIONS

En 1905, M. Rochet disait à la *Société de Chirurgie* de Lyon : « La sonde à demeure est l'agent le plus actif de dislocation des sutures urétrales quelles qu'elles soient et après n'importe quelle opération. Ce que nous proposons, après avoir essayé la méthode avec plein succès chez plusieurs malades, c'est la dérivation de l'urine vésicale pendant tout le temps nécessaire à la prise complète de la suture urétrale. »

Ces notions sont aujourd'hui acceptées par tous.

La dérivation temporaire des urines doit donc constituer un temps complémentaire à toutes les urétrorraphies quelles qu'elles soient. En ce qui concerne le sujet que nous étudions, c'est-à-dire la cure des rétrécissements, cette méthode sera indiquée par ordre de fréquence :

1° Dans les rétrécissements inflammatoires infranchissables ;

2° Dans les rétrécissements traumatiques ;

3° Dans les rétrécissements inflammatoires indilatables ou récidivants ;

4° Dans les rétrécissements accompagnés de fistules urétrales.

Trois conditions sont indispensables pour que la dérivation par l'urètre soit possible :

1° Il faut, en cas de sténose infranchissable, trouver le bout postérieur ; sinon, comme le cathétérisme rétrograde est nécessaire, on fera la dérivation par cystostomie temporaire ;

2° Il faut que la résection de l'urètre ne dépasse pas 6 centimètres, ce qui est un maximum qu'il est préférable de ne pas attendre ;

3° Il faut que la résection ne porte pas jusqu'à l'aponévrose périnéale moyenne, sinon l'urétrorraphie est d'abord très difficile, et il est difficile de drainer en arrière.

Dans ces trois cas, comme l'écrivait M. Marion dans le *Journal d'Urologie* de mai 1914, il est préférable de dériver les urines par cystostomie hypogastrique. On emploie dans ce but un petit tube coudé de Marion, autour duquel on rapproche les lèvres de la boutonnière vésicale avec un catgut, soit avec une grosse sonde de Pezzer ou de Malecot. Il est tout à fait exceptionnel de voir une fistule après une cystostomie hypogastrique. S'en produirait-il une, qu'il serait facile d'en aviver les bords et de suturer sous l'anesthésie locale.

CHAPITRE V

RÉSULTATS

Les résultats fournis par l'urétrorraphie circulaire avec dérivation des urines dans la résection des rétrécissements dépassent de beaucoup ceux des autres méthodes opératoires. D'abord la gravité n'est pas plus grande que celle de la simple urétrotomie externe avec placement d'une sonde à demeure. Elle l'est même moins, car l'évacuation des urines se fait beaucoup mieux et sans aucune douleur pour le patient.

En ce qui concerne le calibre de l'urètre obtenu immédiatement après l'opération, il est aussi large qu'après n'importe quelle technique d'urétrotomie externe avec ou sans sutures. Dans une de nos observations, on passait vingt-deux jours après l'urétrectomie pour rétrécissement traumatique infranchissable le béniqué 51. Dans la seconde, on passait deux mois après l'opération le béniqué 57.

M. Marion a récemment publié les résultats à distance de neuf de ses opérés. Les voici :

Garçon de onze ans. Résection d'un rétrécissement traumatique. Trois ans après, une boule exploratrice n° 15 passe sans difficulté.

Homme de vingt-quatre ans. Résection d'une sténose traumatique. Deux ans après, le béniqué 50 passe facilement.

Homme de dix-neuf ans. Résection d'une sténose traumatique. Deux ans après, le béniqué 50 passe facilement.

Homme de vingt-neuf ans. Résection d'une sténose traumatique. Deux ans après, on passe facilement une bougie à boule n° 22.

Homme de trente-six ans. Résection d'un rétrécissement traumatique avec fistule. Six mois après, le béniqué 44 passe.

Homme de trente ans. Résection d'un rétrécissement avec fistule. Six mois après, le béniqué n° 47 passe facilement.

Homme de trente ans. Résection d'un rétrécissement traumatique. Onze mois après, on passe sans difficulté une bougie n° 24.

Homme de vingt-deux ans. Résection d'un rétrécissement traumatique. Sept mois après, une bougie n° 21 passe sans difficulté.

Homme de trente-quatre ans. Résection d'un rétrécissement traumatique. Cinq mois après, en raison de l'étroitesse du méat, on ne peut introduire qu'une bougie à boule n° 19 qui traverse l'urètre sans aucune irrégularité.

Il est permis de penser que, la cicatrice résultant de l'urétrorraphie s'étant effectuée par première intention, grâce à la suppression de la sonde à demeure, elle gardera la souplesse et l'élasticité des cicatrices opératoires ayant évolué aseptiquement. De plus, la bande de tissu néoformé résultant de l'anastomose est linéaire, et, par suite, beaucoup plus facilement dilatable qu'une sténose cylindrique.

Les deux seuls inconvénients observés après la résection des rétrécissements sont : 1° l'incurvation de la verge au moment des érections, l'urètre étant trop court pour permettre aux corps caverneux de se développer ; 2° la dislocation du canal dans lequel les instruments droits ne peuvent plus passer. De ces deux inconvénients le premier n'a rien à voir avec la dérivation des urines, puisqu'il résulte exclusivement de la résection d'une certaine étendue de l'urètre. Quant au second, il se peut que l'absence de modelage du canal sur une sonde à demeure soit un facteur de dislocation du canal. M. Jeanbrau croit que le meilleur moyen d'éviter cet inconvénient consiste à passer des béniqués régulièrement dans les mois qui suivent l'opération et, si le malade ne peut se faire soigner par un médecin, de lui apprendre à se dilater lui-même.

CHAPITRE VI

OBSERVATIONS

Observation I

(Observation V de la thèse de Colineau, Lyon, 1901. Recueillie dans le Service de M. le professeur Rochet.)

C. M.., cinquante ans, entre le 22 novembre 1900.

Antécédents personnels. — A vingt ans, blennorragie ayant duré douze mois et récidive deux ans après. Dysurie six ans après. Depuis 1897, jet déformé, en vrille. Pas de rétention.

Juin 1900. — Miction très difficile, nécessitant de grands efforts dans la position accroupie.

Etat actuel. — Poche urineuse qui se gonfle au périnée quand il veut uriner et empêche la miction. Incontinence nocturne dans la position horizontale. Miction par regorgement. La bougie n° 8 Charrière ne passe pas ; rétrécissement très serré au collet du bulbe.

30 novembre. — Abcès urineux. On finit par passer une sonde n° 12.

5 décembre. — Opération : tracé et dissection d'un lambeau autoplastique à base périnéale. On ouvre un abcès du volume d'une mandarine, rempli d'un pus jaunâtre, fétide. L'urètre est perdu dans une gangue fibreuse très épaisse qui le cache. Incision de l'urètre sur une longueur de 5 ou 6 centimètres. On tombe sur un rétrécissement très serré, occupant à la fois les dernières portions péniennes

et toute la longueur de la portion bulbaire et se poursuivant assez loin au delà.

Quelques portions fibreuses sont réséquées et l'on détache du rectum le canal entouré d'adhérences fibreuses. Suture du lambeau cutané aux deux lèvres urétrales.

A la base du lambeau, on ménage un orifice pour placer une sonde de Nélaton, fixée à demeure par deux fils de catgut la reliant à la peau et l'on place de l'autre côté un petit drain. Puis, suture avec fil métallique des lèvres de l'incision cutanée à celle du lambeau autoplastique.

12 décembre 1900. *Suites opératoires.* — La partie supérieure du lambeau se gangrène sur une longueur de 1 centimètre et demi. Pansements quotidiens, lavages vésicaux. La partie du lambeau non nécrosée a une extrémité qui bourgeonne et va combler la perte de substance occasionnée par le sphacèle de son extrémité supérieure.

20 décembre. — On enlève la sonde à demeure. Le malade urine par l'orifice qui existe au niveau de la perte de substance du lambeau.

1er janvier 1901. — Les bords latéraux sont soudés aux lèvres de l'incision urétrale. Il demeure une petite fistule par où le malade pisse. Cathétérisme facile avec n° 42 béniqué.

Observation II

(Observation VI de la thèse de Colineau, Lyon, 1901. Recueillie dans le Service de M. le professeur Rochet.)

A. M..., entre à l'hôpital, le 26 novembre 1900.

Antécédents personnels. — Blennorragie en 1899. Dysurie depuis quelque temps. En octobre 1900, apparaît, en arrière des bourses, une petite tumeur comme un œuf de pigeon qui va en croissant progressivement. Mictions fréquentes. Douleurs très vives ressenties dans les bourses après la miction.

Etat actuel. — Au-devant de l'anus, tumeur allongée,

piriforme, tendue, irréductible, non douloureuse à la pression. Une bougie à boule n° 10 passe en accrochant fortement.

11 décembre 1900. — Opération. Même technique que dans l'observation I.

12 décembre. *Suites opératoires.* — Le sphacèle ne s'est pas réalisé sur la ligne supérieure de suture.

17 décembre. — On enlève la sonde à demeure. Le malade urine spontanément par la verge. Une partie de l'urine filtre sur les côtés du lambeau.

30 décembre. — L'urine passe en totalité par le méat, le numéro 42 béniqué passe sans difficulté.

8 janvier 1901. — Le malade urine normalement. Le numéro 44 béniqué passe facilement.

Il sort le 24 janvier 1901, après guérison.

Observation III

(Observation VII de la thèse de Colineau, Lyon, 1901. Recueillie dans le Service de M. le professeur Rochet.)

Jean M..., cinquante-deux ans, entre à l'Hôtel-Dieu, le 8 février 1901.

Antécédents personnels. — Traumatisme du périnée en janvier 1901, ayant déterminé une urétrorragie le premier jour seulement. Plaie cicatrisée au bout d'une semaine. Dysurie consécutive.

Etat actuel. — Mictions fréquentes, jet mince, aplati, projeté sans force. Cicatrice indolore au niveau du périnée. Rien de particulier dans les urines. Cathétérisme impossible. Bon état général.

11 février 1901. — On taille un lambeau autoplastique périnéal, on constate la présence d'une cicatrice maintenant l'une contre l'autre la paroi antérieure du rectum et la paroi postérieure de l'urètre. On les sépare l'une de l'autre; la face antérieure du rectum est légèrement perforée pendant cette dissection. L'urètre ouvert sur sa partie inférieure est

étalé et on fixe les bords du lambeau cutané aux lèvres de l'incision. Sonde de Nélaton à demeure, introduite dans la vessie par le périnée et ne passant pas par la verge, pendant un mois, puis sonde à demeure traversant tout le canal, pendant dix jours. On enlève la sonde; le malade pisse par le périnée; au méat, l'urine s'écoule goutte à goutte.

Jean M..., entre à l'Antiquaille le 6 mai 1901.

17 mai. — On passe le 40 béniqué.

20 mai. — Le malade urine par le périnée, pas une goutte ne s'écoule par la verge. On passe le 44 béniqué.

25 mai. — Fistule périnéale presque entièrement détruite. Mictions par la verge.

28 mai. — Fistule complètement fermée.

5 juin. — Exéat. Guérison. On passe les 20 et 22 Charrière.

Observation IV

(Recueillie dans le Service de M. Rochet, suppléant le professeur Ollier à l'Hôtel-Dieu. *In* thèse Colineau, Lyon 1901, obs. VIII.)

A. T..., soixante-sept ans, entre à l'Hôtel-Dieu le 12 mars 1901.

Antécédents personnels. — Blennorragie à vingt-deux ans. Rétrécissement à vingt-cinq ans. Abcès urineux à l'âge de trente ans, opéré. — Nouvelle intervention en août 1900, avec récidive presque immédiate.

Etat actuel. — Frissons, pollakiurie nocturne. A la palpation, induration profonde au niveau du périnée, sur la ligne médiane. Jet petit, faible. Mictions difficiles, douloureuses. Urines troubles. Pas de sang.

25 mars. *Opération.* — Le lambeau taillé présente la cicatrice des incisions antérieures. L'urètre ouvert est étalé et on fixe le lambeau par des fils de soie. On met des drains en caoutchouc et une sonde en gomme est introduite dans la vessie par le périnée, sans passer par la verge. Rétrécissements multiples dans l'urètre antérieur. On passe un

bistouri boutonné dans le bout antérieur par voie rétrograde.

28 mars. — La pointe du lambeau s'est sphacélée sur une petite étendue, ce qui a déterminé une fistule. Suites opératoires excellentes.

4 mai. — Le malade quitte l'Hôtel-Dieu. On le revoit le 18 juin. Le malade urine entièrement par la verge. De temps en temps, une goutte d'urine vient sourdre au périnée. On passe les béniqués 34, 36, 38.

29 octobre. — Fistule complètement fermée. Lambeau élastique sans induration. On passe une sonde métallique n° 18.

Observation V

(Recueillie dans le Service de M. le professeur agrégé Rochet. *In* thèse Colineau, Lyon, 1901, observation X.)

Jacques P..., trente-sept ans. Entre à l'Antiquaille le 17 avril 1901.

Antécédents personnels. — Blennorragie, il y a dix ans, sans complications. Il y a huit ans, abcès urineux ouvert par M. Cordier.

Etat actuel. — Dysurie, pollakiurie. Jet en pomme d'arrosoir. Pas d'hématurie. Accès de rétention complète et de fièvre urineuse. Urines troubles. Pas d'albumine. L'explorateur 10 passe sur conducteur.

21 mai. — Autoplastie de l'urètre dans les conditions ordinaires sans incidents.

28 mai. — Cathétérisme avec une sonde métallique. Le lambeau périnéal tient très bien, mais il se sphacèle un peu à sa partie supérieure,

3 juin. — Accès de fièvre urineuse.

13 juin. — On passe par la verge et le canal restauré une sonde n° 21. Bon état général.

15 juin. — On passe le 22. Exéat.

Observation VI

(Recueillie dans le Service de M. le professeur agrégé Rochet. *In* thèse Colineau, Lyon 1901, observation XI.)

François M..., entre à l'Antiquaille le 20 mai 1901.

Antécédents personnels. — En 1879, blennorragie. En 1885, accès brusque de rétention après libations copieuses. Miction volontaire le lendemain. Dilatation pendant quinze jours. En 1887, traumatisme hypogastrique avec hématurie et rectorragie. Dans toute la période consécutive, guérison apparente complète. Il y a un an, traumatisme périnéal, apparition d'une tumeur périnéale qui aurait duré six mois et se serait résorbée.

Etat actuel. — En mai 1901, douleurs urétrales, irradiées dans les testicules. Pollakiurie diurne. Jet irrégulier. Urines normales, légèrement troubles. Filiformes seules passent.

24 mai. — Le malade, impatient, quitte le service.

10 juin 1901. — Rentre de nouveau, pour se faire opérer.

18 juin. — Conducteur dans la verge, poussé jusque dans la vessie ; on taille un lambeau reetangulaire périnéal ; on fait le décollement préalable du rectum. Incision du bulbe ; on tombe sur un diverticule de l'urètre d'une longueur de 3 à 4 centimètres, contenant de petits graviers friables. On passe au delà pour inciser l'urètre vrai et l'on termine l'autoplastie.

20 juin 1901. — Le lambeau menace de se sphacéler. La sonde fonctionne bien.

22 juin. — Le lambeau s'élimine par sphacèle total.

3 juillet. — Le canal a sa paroi inférieure interrompue sur une longueur de 3 centimètres. On passe 18, 20, 26.

8 juillet. — Bourgeonnement de la plaie, qui se ferme rapidement. On passe le numéro 22.

10 juillet. — Le malade urine assez facilement par la verge.

20 juillet. — Exéat. On passe 20 et 22.

Observation VII

(Recueillie dans le Service de M. le professeur agrégé Rochet. *In* thèse Colineau, Lyon, 1909, obs. XII.)

Pierre B..., trente-six ans, entre le 4 juin 1901.

Antécédents personnels. — Blennorragie datant de quatre mois. Syphilis il y a seize ans. Nombreuses blennorragies antérieures. Alcoolisme.

Etat actuel. — Pollakiurie et dysurie. Jet bifurqué, faible.

Urines troubles. — Ancien opéré d'urétrotomie interne. Le 14 passe sur conducteur, en forçant.

26 juin. — Autoplastie de l'urètre par lambeau cutané périnéal. On trouve derrière le rétrécissement une poche très dilatée, dans la portion membraneuse.

5 juillet. — On passe 18 et 20.

8 juillet. — Le malade commence à uriner par la verge, on passe le numéro 20.

20 juillet. — La miction se fait en totalité par la verge. Aucune goutte ne passe par le périnée.

2 août. — On passe le 22 et le malade quitte l'hôpital guéri.

Novembre 1911. — On passe 38, 40, 42, beniqué.

Observation VIII

(Recueillie dans le Service de M. le professeur agrégé Rochet. *In* thèse Colinean. Lyon, 1901, obs. XIII.)

Emile G..., entre le 8 juillet 1901.

Antécédents personnels. — Il y a trois ans, boutons dans le canal. Accès de rétention nécessitant le cathétérisme. En octobre 1900, orchite double.

Etat actuel. — Trois rétrécissements. Urines troubles. Pas d'albumine.

17 juillet. — Autoplastie de l'urètre. On taille un lambeau périnéal ; on dissèque et on incise l'urètre sur une grande étendue ; on termine l'opération comme à l'ordinaire.

19 juillet. — Etat de la plaie satisfaisant.

25 juillet. — On enlève la sonde à demeure.

26 juillet. — Cathétérisme facile avec sonde métallique 16.

31 juillet. — On passe 17, 18, 19.

2 août. — Le malade pisse par la verge. Quelques gouttes passent par le périnée. Le malade quitte l'hôpital.

29 octobre. — Guérison complète. Il persiste cependant un rétrécissement pénien.

Observation IX

(Recueillie dans le Service de M. le professeur Rochet.
In thèse Colineau, Lyon, 1901, obs. XIV.)

Joseph P..., trente-sept ans, entre le 5 septembre 1901.

Antécédents personnels. — Blennorragie à l'âge de dix-huit ans. A l'âge de vingt-sept ans, accident : le malade fait un grand écart sans contusion du périnée. Deux mois après l'accident, hématurie et écoulement urétral sans cause vénérienne apparente. Dysurie. Jet déformé. On lui fait alors une urétrotomie interne suivie de dilatations.

Etat actuel. — Miction difficile. Jet sans force. Urines limpides sans albumine.

13 décembre 1900. — Electrolyse.

15 décembre. — Nouvelle séance d'électrolyse avec les bougies 14 et 16.

5 septembre 1901. — Pas d'amélioration. On fait l'autoplastie de l'urètre par lambeau cutané périnéal.

22 septembre. — Exéat guéri.

Revu le 15 novembre, le malade urine parfaitement. On passe le numéro 20 Charrière.

Observation X

(MM. Marion et Heitz-Boyer, *Congrès d'Urologie*, 1910.)

Rétrécissement traumatique.

Malade nommé V..., âgé de trente-sept ans, cocher-livreur, entre à l'hôpital le 25 mai 1910, salle Velpeau.

Le malade entre parce qu'il urine très peu à la fois et difficilement.

Antécédents personnels : Ecoulement à dix-sept ans qui aurait duré huit jours seulement!...

A vingt-six ans, le malade s'est aperçu qu'il urinait assez difficilement.

A trente-deux ans, le malade reçoit un coup de pied de cheval dans les bourses. A la suite de ce coup de pied, il se fait une urétrorragie qui persiste pendant huit jours.

Le malade a toujours pu évacuer sa vessie. Le huitième jour les bourses étant très enflées, le malade ne peut plus uriner, il rentre à l'hôpital où on lui fait immédiatement une urétrotomie externe.

Le malade sort au bout de trois semaines. On lui conseille de venir se faire dilater, il le fait deux fois par semaine pendant quatre semaines. Se trouvant complètement guéri, il reste ainsi trois ans sans rien faire ; sans faire calibrer son canal ; aussi, nous arrive-t-il aujourd'hui parce qu'il pisse peu à la fois et avec beaucoup de peine.

Examen : Le canal est très rétréci. On ne peut passer qu'une filiforme... puis les numéros 6, 7, 8.

On remarque à droite de la cicatrice une petite induration, trace d'un abcès qui s'est formé il y a trois mois et qui a persisté pendant une quinzaine de jours. Il s'est écoulé par son ouverture un peu de sang et d'urine : pendant deux ou trois jours il s'est écoulé un peu d'urine et la fistule s'est fermée spontanément.

Opération : 31 mai 1910.

Incision de l'urètre dans sa portion perméable ; périurétrite très intense. La zone rétrécie est très courte, réduite à une virole. La partie sus-jacente est largement perméable.

Excision totale de la virole cicatricielle. Ablation de tout le bulbe qui est transformé.

Hémorragie très abondante. On décide de faire une suture bout à bout, mais comme le bout antérieur tire après mobilisation, deux points de traction sur les corps caverneux l'amènent à affrontement. Les deux bouts peuvent alors être accolés : deux fils sur la paroi supérieure, trois sur la paroi inférieure. Incision longitudinale sur l'urètre susjacent. On introduit une sonde béquille qu'on fixe à l'angle postérieur de la plaie. Un drain en avant de la sonde et fermeture du reste de la plaie.

7 juin 1910. — *Suites opératoires :* Le malade se porte tout à fait bien, rien d'anormal ne s'est passé du côté de la plaie. Il ne saigne pas. La sonde a bien fonctionné. Ce jour-ci, M Marion lui enlève le petit drain en caoutchouc.

11 juin. — Jusqu'à ce jour, le malade se porte très bien. M. Marion lui enlève la sonde à demeure. Toutes les mictions qui se suivent se font exclusivement par le périnée.

12 juin. — Le malade n'a uriné que quelques gouttes par la verge; toute l'urine passe par le périnée.

13 juin. — Le malade qui urine toutes les trois heures et demie à quatre heures. continue à uriner par le périnée. Au commencement de la miction, il y a un peu d'urine qui coule par la verge en même temps que par le périnée, mais tout de suite, la miction par la verge s'arrête et tout le reste de l'urine coule par le périnée. L'urine qui coule par la verge au commencement constitue un petit jet assez fort. Pas de douleurs, pas de sang.

14 juin. — La plaie est belle. M. Marion la cautérise avec le crayon de nitrate, le malade urine encore beaucoup par le périnée, mais la quantité d'urine par la verge au commencement de la miction augmente. Le malade se lève

pour uriner et cela a une influence sur les mictions qui se font davantage par la verge.

16 juin. — Même état. M. Marion le dilate : béniqués nᵒˢ 40 et 44 facilement.

17 juin. — Le malade urine de plus en plus facilement par la verge et de moins en moins par le périnée, dont la plaie se ferme rapidement.

18 juin. — Il n'urine presque pas par le périnée.

21 juin. — La miction du matin s'est presque faite entièrement par la verge. Il n'urine que quelques gouttes par le périnée. Le jet est bon.

22 juin. — Jusqu'à ce jour le malade continue à uriner quelques gouttes par le périnée. Ce jour-ci on lui passe les béniqués 44 à 50.

23 juin. — Les mictions qui ont suivi sa dernière dilatation se font complètement par la verge. Le malade part.

Observation XI

(MM. Marion et Heitz-Boyer, *Congrès d'Urologie*, 1910.)

Rétrécissement traumatique.

D..., vingt-deux ans, épicier, entré le 23 février 1910, salle Velpeau.

Le malade entre à l'hôpital parce qu'il a un rétrécissement qui devient de plus en plus serré. Le 29 janvier dernier, il est tombé à califourchon, en descendant dans une cave. Un quart d'heure après, en essayant d'uriner, il ne peut y arriver et constate que de son urètre le sang coule goutte à goutte. Il se fait immédiatement conduire à l'hôpital Saint-Louis. A 10 heures du matin, c'est-à-dire trois heures après l'accident, on essaye de le sonder sans y parvenir. A 5 heures du soir, on lui fait une ponction vésicale avec l'appareil, et on lui retire 1 demi-litre d'urine à peu près. L'hémorragie a duré toute la journée. Le lendemain matin, à 4 heures, le malade commence à uriner seul et l'urine sort colorée de sang pendant toute la miction. Une demi-heure après, il pisse avec moins de douleur et depuis il urine toutes les deux heures.

Le malade sort de l'hôpital Saint-Louis pour aller se faire sonder à Lariboisière, où on n'a pas même pu lui passer une filiforme. On lui a conseillé de rentrer à l'hôpital et, comme il n'y avait plus de place à Lariboisière, il est venu à Necker.

Diagnostic : Rétrécissement traumatique dû à une rupture de l'urètre dans la région périnéale.

28 février. — *Opération :* Urétrotomie externe, résection de l'urètre dans une étendue de 3 centimètres. On constate que la rupture a été totale avec déviation des deux bouts. Sutures au catgut 00, et mise en place dans la vessie d'une sonde molle introduite par une ouverture urétrale pratiquée à 2 centimètres en amont de la suture.

Le lendemain il saigne beaucoup.

3 mars, c'est-à-dire cinq jours après l'opération. — La sonde à demeure ne fonctionne plus. Elle est bouchée par des caillots. On l'enlève donc et on la remplace par une semblable.

5 mars. — *Pansement :* Le malade urine presque uniquement par l'urètre, la nouvelle sonde se trouvant bouchée à son tour; en conséquence, on la supprime.

Les jours suivants, le malade urine de moins en moins, par la brèche périnéale de dérivation.

10 mars. — Les urines passent très peu par la fistule périnéale.

12 mars. — On introduit par le méat un sonde béquille, n° 18, qui parcourt facilement toute la longueur de l'urètre et est laissée à demeure durant vingt-quatre heures. Au bout de ce temps, en effet, la fistule périnéale est fermée.

24 mars. — A cette date, le malade se représente à la Terrasse, comme le lui avait demandé M. Marion; il n'accuse plus aucune gêne ni douleur à la miction. Il lui est passé très facilement un explorateur n° 18, de même

successivement les béniqués, n°s 49, 51, 54, 57. Le numéro 59 ne peut passer, il fait même légèrement saigner le canal.

6 octobre. — Le malade est revu. On peut passer d'emblée sans la moindre difficulté, alors que le malade n'a jamais été dilaté, un numéro 58.

8 février 1911. — D'emblée encore, on passe dans le canal de ce malade un explorateur n° 25, ainsi qu'un béniqué n° 55.

Les numéros 57, 59 et 60 passent eux aussi à tour de rôle, mais avec un léger ressaut.

16 janvier 1912. — D'emblée, on lui passe un béniqué n° 50, sans l'ombre d'un ressaut. Périnée absolument souple. Erections normales.

Observation XII

(MM. Marion et Heitz-Boyer, *Congrès d'Urologie.*, 1910.)

Rétrécissement traumatique.

T.., E., cinquante-cinq ans, entre à l'hôpital le 8 juillet 1910.

Eut un traumatisme périnéal il y a trois mois, les mictions très difficiles depuis, on ne peut passer qu'une filiforme. Mauvais état général. Rétrécissement dans la portion bulbaire.

Opération : le 11 juillet 1910.

On sent bien un noyau isolé, limité. Aussi une résection est faite de 2 à 5 centimètres. Le bout postérieur est très dilaté.

Libération de l'urètre antérieur sur 5 centimètres (facile : pas la moindre hémorragie) ; on passe trois fils postérieurs, ne perforant pas la muqueuse. Une sonde est alors mise en place, et trois fils antérieurs. Deux points de traction aux corps caverneux et à l'aponévrose moyenne.

L'urétrostomie postérieure est un peu difficile. On travaille dans la portion verticale, il faut absolument la sonde pour se guider et se donner du jour à travers le bulbe.

Suture presque complète au catgut.

Fixation à la peau d'une sonde 21 en gomme.

Fermeture moins complète de la peau.

12 juillet. — La sonde tombe, mais est remise facilement.

19 juillet, neuvième jour. — On enlève la sonde de dérivation ; le jour même, dans ses quatre à cinq mictions, le malade urine autant par la verge que par la fistule.

21 juillet, onzième jour, matin. — Urine presque complètement par la verge ; le soir : urine uniquement par la verge.

22 juillet. — La plaie est presque cicatrisée. Il urine toujours seulement par la verge.

24 juillet. — Le malade quitte l'hôpital, guéri.

Observation XIII

(Heitz-Boyer, *thèse de Guillaume*, obs. n° XIII.)

Rétrécissement traumatique.

Malade nommé M..., Jacques, âgé de trente-sept ans, menuisier. Entré à l'hôpital le 27 décembre 1910, salle Velpeau, et sorti le 23 janvier.

Le malade entre à l'hôpital pour incontinence d'urine. En juillet 1903, le malade est tombé à cheval sur une tôle d'acier (Belgique). Après l'accident, arrivé à 9 heures du soir, il regagne son domicile sans difficulté. Là, il constata en se déshabillant qu'un petit filet de sang coulait par une petite blessure du périnée, mais sans aucune sensation douloureuse. Le malade se réveille le lendemain matin à 5 heures et se rend à son travail comme d'habitude. Quelque temps après, il veut pisser, mais ne peut y parvenir et est pris d'un éblouissement en même temps qu'il ressent une violente douleur dans les bourses.

Le malade rentre chez lui et fait appeler un médecin. Le médecin veut faire un sondage mais n'y parvient pas ; il fait un pansement à l'eau blanche.

Un spécialiste est appelé qui ponctionne la vessie et évacue l'urine sanglante.

Il recommande d'envoyer le malade à l'hôpital le plus tôt possible. Vers le soir, les bourses commencent à augmenter de volume et deviennent noirâtres, le malade fait de l'hématocèle. A 9 heures du soir, le malade est dirigé sur l'hôpital de Mons.

Le malade passe une bonne nuit : la température est de 38 degrés.

Le lendemain le temps manque pour opérer le malade; celui-ci sent la pression augmenter dans sa vessie et souffre beaucoup par moment. A 4 heures, le malade se lève pour aller prendre un bain, il remarque que l'urine coule goutte à goutte, sanglante.

Le malade est alors conduit à la salle d'opérations. Là on lui passe des béniqués, mais ils font fausse route et se perdent dans ses bourses. Puis le malade est endormi et opéré par M. Dufreu, chirurgien en chef de l'hôpital de Mons.

Le malade reste sept semaines avec une sonde à demeure; il y avait encore deux fistules. On lui fait ensuite de la dilatation avec des béniqués qui ne peuvent pas dépasser le 45. Au bout de trois mois, le malade part guéri, sans fistule, pissant bien par son urètre. Il reprend aussitôt son travail. Six jours après, en montant une planche au sommet d'une maison, il ressent une petite douleur au niveau du canal, douleur insignifiante d'ailleurs, donnant la sensation d'une déchirure. Quelques minutes après, le malade veut pisser et s'aperçoit que l'urine coule incessamment par le méat et par une petite fistule périnéale. Il retourne à l'hôpital où on lui thermocautérise sa fistule. Le malade reprend son travail. Huit jours après, la fistule se rouvre ; elle est de nouveau cautérisée à l'hôpital et le malade ressort. Il pisse seul par instant. Par instant aussi, il est obligé de se sonder avec une sonde 20, rigide d'abord, puis avec un 14 en dernier lieu. Ainsi jusqu'en 1906.

En mars 1906, le malade prend une sonde n° 9. En mai, il pisse facilement et il ne se sonde plus jusqu'en 1910 (septembre). Depuis, le malade pisse tantôt très bien, tantôt goutte à goutte, surtout le soir après la fatigue ; il pisse alors tous les quarts d'heure et ne peut retenir son urine. Incontinence nocturne.

C'est cette incontinence qui l'a décidé à entrer à l'hôpital le 25 décembre 1910.

On lui passe une sonde n° 9 qu'on lui laisse à demeure.

Examen : Une filiforme s'engage avec beaucoup de peine dans une sténose bulbaire profonde : jusque-là, le canal est absolument libre et admet facilement un 22.

Opération : Le lundi, 2 janvier. Rachianesthésie (quoique les jambes puissent remuer un peu, l'anesthésie est néanmoins parfaite).

Notre ami, le Dr Heitz-Boyer décrit ainsi l'opération qu'il pratique sur ce malade :

Je fais une première section à 3 centimètres du début de rétrécissement de façon à en réséquer le moins possible, et à pouvoir faire une suture bout à bout, mais je sectionne en plein tissu dur et fibreux. Aussi je me porte encore plus en arrière et je suis amené à couper jusqu'à l'orifice du plancher uro-génital.

Je libère alors le bout antérieur sur 5 centimètres, et, à mon étonnement, j'amène l'extrémité du bout antérieur, absolument normal, souple, avec parois bien épaisses et charnues, jusqu'à l'urètre membraneux.

Alors technique spéciale d'un abouchement d'un canal à un trou représenté ici par la section de l'urètre membraneux au ras de l'aponévrose.

Je mets un fil postérieur sur le plafond, prenant d'autre part le pourtour antérieur de l'urètre membraneux. J'ai passé alors facilement une grosse sonde n° 20. Je mis ensuite deux autres fils latéraux n° 0, ensuite un inférieur et postérieur, puis, par-dessus, un gros fil de consolidation n° 1. J'ai refermé la peau seulement en avant par deux crins.

Je fais alors la dérivation postérieure ; c'est un peu délicat, puisqu'il faut que j'aille juste au-dessous de la prostate, au-dessus du plancher périnéal. Je prolonge l'incision au-devant de l'anus. Je récline avec une pince ce qui reste du nœud périnéal. Je compte sur l'espace décollable et, à bout de doigt, je sens la sonde ; j'incise dessus, je repère la boutonnière urétrale avec deux pinces et je peux introduire la sonde, que je fixe solidement avec deux fils. Deux crins postérieurs. Mèche sur le reste de la plaie.

Suites opératoires : Extraordinairement simples.

Pansement au bout de quarante-huit heures. On ne s'en occupe plus après. La sonde se bouche à deux reprises, mais on peut la nettoyer sans l'enlever.

Jeudi, 12 janvier 1911, donc au neuvième jour. — Je retire la sonde de dérivation, et, comme il s'agit d'un cas particulier (abouchement de l'urètre antérieur à l'urètre membraneux), je passe deux bougies 18 et 20, puis 23, sans la moindre difficulté. J'introduis alors une sonde béquillée 18, que je laisse à demeure pendant quatre ou cinq heures pour refaire le passage naturel, car c'est un cas un peu particulier.

Il quitte l'hôpital pour Vincennes au vingtième jour. D'emblée on passe le 22 bougie, puis 50, 55, 57, 59, 60 béniqués.

Il revient le 28 janvier, avec une petite fistulette urinaire périnéale, qui remonte en arrière, non visible à l'urétroscope.

Calibrage : 25 bougies du premier coup et ensuite jusqu'à 60. Sonde à demeure pendant quatre jours ; il repart guéri le 13 février à Vincennes. Contrôlé, une dernière fois, passe un 55 béniqué, puis 57 et 59.

Observation XIV

(*In* thèse Desvignes, Paris, 1911.)

Rupture traumatique.

C..., porteur aux Halles, entre salle Velpeau le 5 avril 1911.

Dans une rixe, il reçoit un coup de pied au périnée. Grosse urétrorragie; il est amené aussitôt à Necker, ne pouvant pas uriner. Le panseur de Velpeau le sonde avec difficulté et laisse la sonde à demeure.

Le malade continue à saigner entre sonde et urètre.

Les bourses et le périnée sont couverts d'une ecchymose noirâtre, mais sont peu gonflés.

Jeudi 6 avril. — *Opération :* Rachistovaïne : 0 gr. 06. Anesthésie parfaite.

Champs fixés au porte-jambes, périnée horizontal. Longue incision longitudinale : tout le tissu cellulaire est noir, impossible de reconnaître les plans. Enfin, on isole l'urètre avec le bulbe. On pratique une section franche en avant de la portion malade, et même, comme on trouve la portion bulbaire pas mal contusionnée et hémorragique, on refait une section 1 centimètre plus loin.

En arrière, on est obligé de sectionner presque jusqu'à l'aponévrose moyenne et ça saigne beaucoup (on ne pince pas; on se contente de placer des compresses).

La rupture est incomplète, il y a encore un pont supérieur.

Le bout antérieur est libéré facilement aux ciseaux sur une longueur de 6 centimètres.

Deux points de tractions allant aux deux corps caverneux intacts, et, pour plus de sûreté, on en rajoute deux en aval.

Le bout postérieur n'est pas très net, comme mâchonné,

peu reconnaissable, et on est obligé de mettre une bougie dans son intérieur pour bien le reconnaître.

Suture bout à bout :

Le point supérieur facile;

Le point latéral gauche facile;

Le point latéral droit très difficile, car l'urètre est friable, se déchire et on est obligé d'aller loin;

Le point inférieur facile, que l'on renforce.

Enfin, on refait une entaille transversale, en arrière, de suite devant l'anus, de façon à laisser un lambeau transversal entre les régions. On découvre l'urètre facilement : on aperçoit très bien le raphé ano-bulbaire. On sent la sonde dans le fond de la plaie et on incise dessus. Une sonde 17 est introduite par cette incision; une fois mise en place, on la fixe profondément par un catgut et à la peau par un crin.

Fermeture de presque toute la plaie antérieure, sauf petit drain dans la partie inférieure. Pansement à plat.

7 avril. — *Suites opératoires* : Température 37°6.

On refait le pansement parce que le bandage en T ne tient pas. Peu de sang. On exprime bien la plaie périnéale et, malgré l'absence de ligatures, il n'y a pas de caillots.

L'urètre antérieur est lavé à l'oxycianure.

10 avril. — Le drainage vésical ne fonctionne pas bien, il a pissé un peu par la verge. Enfin, à 11 heures du matin, la sonde passe et il pisse par la verge. Le panseur lui remet très facilement une nouvelle sonde.

12 avril. — Il fait le matin 37°8 et le soir plus de 38 degrés, mais il n'est pas allé à la selle depuis sept jours et il a des urines très sales.

On refait son pansement; il est sale et pourtant la plaie est superbe. Néanmoins, on fait sauter trois fils cutanés. On lave l'urètre au permanganate, il est continent. La plaie périnéale est lavée à l'eau iodée, et badigeonnée à la teinture d'iode. La vessie est lavée au nitrate.

13 avril. — Plus de fièvre, il va tout à fait bien. La

sonde de dérivation, qui s'était bouchée, est changée très facilement.

16 avril. — Ablation de la sonde de dérivation. On passe aussitôt 20 et 23 bougies. Une sonde à demeure est mise en place pendant quatre heures.

17 avril. — Presque tout a passé par la verge.

18 avril. — Tout passe par la verge, à peine un peu par la fistule pendant la nuit.

20 avril. — Rien ne passe plus par le périnée.

25 avril. — Exploration du canal, bougie 20 et 25. Béniqués 53, 56, 58, 59 passent sans difficulté : le méat refuse le 60.

4 mai. — La plaie cutanée est presque entièrement cicatrisée. Le malade sort.

Le malade revient le 14 mai, allant très bien, mais voyant depuis sa sortie et de temps à autre un peu d'urine passer par le périnée. D'emblée, un béniqué 50 passe sans peine, puis 55 et 57 sans le moindre obstacle. La seule difficulté à monter plus haut est la sensibilité du méat.

Revu vers le milieu d'octobre, le périnée est complètement cicatrisé et souple. La palpation ne permet de sentir aucune induration. Son urètre admet toujours aussi facilement 50, 54 et 57.

Observation XV

(*In* thèse Desvignes, Paris, 1911.)

Rupture traumatique.

G..., machiniste, entre salle Velpeau, le 24 avril 1911, à à 4 heures de l'après-midi.

Le matin, vers les 11 heures, il était tombé de 4 mètres de hauteur à califourchon sur une traverse en bois de 5 centimètres de large. Il ressent une vive douleur au périnée, peut quand même descendre seul de sa position critique. Urétrorragie abondante.

Pas de rétention. Il va consulter un médecin qui le dirige sur Necker où il arrive à 4 heures.

Le malade ne présente pas d'ecchymosse péritonéale, mais seulement un bombement.

Opération d'urgence à 8 h. du soir par M. Heitz-Boyer.

Rien de très anormal aux plans superficiels, en revanche la gaine musculaire est rompue sur la droite, avec un peu d'ecchymose à côté. On libère l'urètre de son manchon musculaire, il semble un peu plus gros que normalement, et surtout, latéralement, on constate une ecchymose bleuâtre. Rien ailleurs, et cependant on dépouille l'urètre jusqu'à l'aponévrose moyenne. On va refermer en faisant simplement dérivation, lorsqu'en faisant nettoyer l'urètre pour introduire une sonde, on voit le liquide sortir par le trou au niveau d'ecchymose bleuâtre et de rupture musculaire. Ceci décide M. Heitz-Boyer à faire une résection totale (très limitée il est vrai), alors qu'il pensait effectuer une simple dérivation.

On enlève seulement 15 à 20 millimètres et fait la réunion habituelle : deux fils de tractions latéraux ; un fil urétral supérieur ; deux fils urétraux latéraux ; deux fils urétraux inférieurs ; gros fils péri-urétraux inférieurs. La dérivation est faite dans la portion bulbaire ; elle a été délicate, car la muqueuse est difficile à inciser. Par cette incision, une petite sonde 17 est passée dans la vessie. Une fois mise au point, elle est suturée par un catgut au plan profond et à la peau par un crin.

La plaie périnéale est entièrement fermée, pansement à plat.

Suites opératoires. — Le malade présenta pendant les quatre premiers jours un peu de température, 38 degrés le soir, due à une collection purulente formée sous la suture cutanée. On fut obligé de faire sauter tous les fils crins, et on assista à l'élimination de tous les tissus péri-urétraux. La suture urétrale, qu'on apercevait très nettement au fond de la plaie, n'avait pas lâché.

La sonde de dérivation est enlevée le onzième jour. Aussitôt après, en voulant passer des bougies en amont de la suture, on fait une légère fausse route. L'indocilité du malade, très nerveux, y joua le plus grand rôle.

On met une sonde 19 à demeure, qu'on laisse en place pendant cinq jours. A partir de ce moment, à chaque miction, il s'écoulait un peu d'urine par le périnée.

A sa sortie, le 26 mai, c'est-à-dire le trente-deuxième jour de son intervention, il s'écoule encore un peu d'urine par le périnée. On passe à ce moment facilement les béniqués 46, 48, 50 et 52. On ne peut monter plus haut à cause du méat.

Revu les derniers jours de septembre, il ne passe plus d'urine par le périnée et, bien que le malade ne se soit jamais fait dilater son urètre, il admet facilement les béniqués 48, 50 et 52.

Observation XVI

(*In* thèse Desvignes, Paris, 1911.)

Rupture traumatique.

T..., trente-quatre ans, maçon, entre le 25 août 1911.

Hier à 4 heures, remplissant un tonneau d'eau, il voulut se rendre compte du niveau d'eau en montant sur la roue du chariot. A ce moment, le cheval ayant eu peur du sifflet d'un vapeur s'emballa, et le patient fut projeté sous la roue qui lui passa sur la partie gauche du périnée et la racine de la cuisse gauche. Il se relève aussitôt et ne ressent pas de grandes douleurs ; mais il constate une forte urétrorragie, qui a persisté abondante jusqu'à 10 heures du soir. A son entrée, il perdait encore un peu de sang.

Le malade est resté en rétention complète dès le moment de l'accident. A l'hospice de Melun, on essaye en vain de le sonder, et on décide de le transporter à Paris, à Necker, où on essaie également en vain de passer une sonde.

Le périnée présentait une forte infiltration noirâtre qui gagnait les bourses et aussi l'aine du côté gauche, jusqu'au début de la crête iliaque.

Le malade ne souffre pas d'être en rétention, il ne présente pas de fièvre, l'urétrorragie a cessé ; on remet donc l'opération au lendemain matin.

Opération le 26 août 1911, par Heitz-Boyer.

Position de la taille, périnée horizontal. Champs tendus et fixés. A peine l'anesthésie est-elle complète, que le malade vide sa vessie par le méat urétral, fait qui prouve l'importance du réflexe inhibitoire dans l'existence de la rétention en pareil cas. Urine sanguinolente.

Longue incision. Tissus noirs, ecchymosés, plaies difficiles à reconnaître. Libération du cordon urétral plus ou moins reconnaissable : on voit ainsi que le corps caverneux du côté gauche est dénudé sur 2 ou 3 centimètres de long. L'urètre est rompu complètement ou presque : à peine reste-t-il sur la paroi supérieure un petit pont de tissus spongieux; 2 ou 3 centimètres d'urètre sont écrasés, mortifiés, méconnaissables : du bout antérieur pend un lambeau de muqueuse de la paroi supérieure; sur le bout inférieur, tout à fait déchiqueté, il est impossible d'en retrouver. On résèque tout ce qui semble meurtri, restant pour le bout postérieur à une distance d'au moins 2 centimètres de l'aponévrose moyenne. Les sutures sont difficiles à placer sur ces tissus ecchymosés et friables. Technique habituelle : deux fils de traction. Quatre fils d'adossement profond, deux superficiels. Dérivation vésicale faite en une minute. On met un tube siphon 40. La plaie périnéale est laissée largement ouverte, pansement à plat.

Suites opératoires : Le malade est pansé tous les jours, lavage de la plaie périnéale à l'eau oxygénée iodée. Lavage de l'urètre trois fois par jour au permanganate faible 1/10.000 et à faible pression.

Le tube vésical est changé le septième jour seulement ; à part les premières vingt-quatre heures, il marchait très bien.

Le huitième jour, on explore le calibre urétral. Les bougies 20 et 16 ne passent pas, une filiforme non plus. Le béniqué 33 passe avec quelques difficultés dues apparemment à des irrégularités du canal au niveau de la suture. A sa suite passent facilement les béniqués 36, 38, 40 et 44. Après cette dilatation, un peu de liquide du lavage passe par la plaie périnéale; mais, le lendemain, il n'y avait pas trace d'urine dans le pansement périnéal.

Le dixième et le onzième jour, élévation de la température, 38°2 le soir, due à la bronchite et à une angine légère.

Le douzième jour, nouvelle exploration, une bougie 20 semble ne pouvoir passer, on n'insiste pas; mais les béniqués 42, 46 et 50 passent très facilement. A la suite de ces manœuvres, on vérifie la continence de la suture urétrale; elle est parfaite, pas une goutte de permanganate injecté sous la pression n'a passé par la plaie périnéale.

Le treizième jour, le tube vésical est diminué.

Le quinzième jour, il est enlevé complètement.

A partir de ce moment, l'urine s'écoule en plus grande partie par la verge. Malgré tout, pendant deux jours, il est toujours inondé jusqu'au moment où l'on rapproche deux bords de la fistule sus-pubienne avec du leucoplaste. A partir de ce moment, il ne mouille plus. On laisse le leucoplaste en place pendant huit jours, pendant lesquels le malade pisse tout par la verge. Le leucoplaste une fois enlevé, on constate que la plaie sus-pubienne est cicatrisée et qu'il ne s'écoule par là aucune goutte d'urine.

La plaie périnéale va toujours très bien et, à sa sortie, le 5 octobre, elle était presque complètement cicatrisée.

A ce moment, bien qu'il n'ait pas été sondé depuis quatre semaines, on passe facilement dans son urètre les bougies 18, 22, puis les béniqués 54, 58, 60.

Observation XVII

(MM. Marion et Heitz-Boyer. — *Congrès d'Urologie*, 1910.)

Rétrécissements inflammatoires et fistules.

Sch... G., âgé de cinquante-quatre ans, entre à l'hôpital le 8 juillet 1910, salle Velpeau.

Le malade vient parce qu'il a une fistule urétrale à la suite d'un abcès urineux opéré en ville.

1° Blennorragie à l'âge de seize ans, mal soignée et mal guérie.

2° Blennorragie à l'âge de vingt-deux ans, mal soignée également, étant au service militaire. Elle se compliqua au bout d'un mois d'un abcès périnéal, lequel contraignit le malade à rentrer à l'hôpital militaire : incision, sept semaines de traitement et fistule consécutive. Il lui est fait ensuite une urétrotomie interne.

Trois mois après, la fistule se ferme. Pendant les deux années suivantes, il a deux ou trois abcès périnéaux qui furent incisés sans laisser de fistules. Aucune dilatation après l'urétrotomie interne.

A l'âge de vingt-six ans, chancre induré soigné irrégulièrement. A trente-deux ans, hémiplégie gauche qui le retient au lit pendant un an. Traité par le mercure, l'état du malade s'améliore. Jusqu'à quarante-cinq ans, le malade se porte assez bien.

A cette époque, nouvel abcès périnéal incisé à Necker; fistule consécutive. Béniqués tranchants (trois béniqués Guyon) ; trois mois après, abcès périnéal incisé chez lui, sonde à demeure (n° 18). Plaie bien cicatrisée. Il part en Amérique du Nord et pendant cinq ans ne se dilate pas et se porte très bien. Au mois de janvier 1909, le malade revient avec un abcès périnéal qui s'ouvre lui-même à l'hôpital. Le canal admettait un béniqué n° 36 ; cystite. Dilatation jusqu'au n° 43 (béniqué). Au bout de six semaines, il part, pissant par le périnée. Il est soigné en ville. Dilatation jusqu'au numéro 52, lavages au protargol. La fistule se forme. Il se porte bien jusqu'au mois d'avril 1910. A cette date, abcès urineux opéré chez lui, fistule. Revient à Necker où il rentre le 8 juillet.

A son entrée : calibre, 34 béniqué.

Au périnée : masses indurées, fistule large par où sort la moitié de l'urine à chaque miction. Cystite avec mictions douloureuses toutes les vingt minutes.

Opéré le 15 juillet par M. Marion.

Opération. — Résection de 3 centimètres et demi d'urètre et de toute une portion du périnée fistuleux et scléreux.

Vu le siège des fistules et leur résection, M. Marion est obligé de faire l'urétrostomie très haute, presque sur l'urètre membraneux.

Suites opératoires : N° de sonde 22.

Jusqu'au 21, rien ne s'est passé d'anormal. Ce jour, la sonde se bouche, mais elle est remise tout de suite. La plaie est belle.

24 juillet. — On enlève la sonde périnéale ; on la remplace par un numéro 19 que l'on passe dans l'urètre.

26 juillet. — L'urine passe par le méat et par le périnée. Les mictions ont été fréquentes et un peu douloureuses (cystite).

27 juillet. — Beaucoup plus d'urine par le périnée que par le méat. Une miction que le malade fait à quatre heures passe exclusivement par le périnée.

Depuis huit jours, on lui fait des instillations de nitrate d'argent.

Le 29. — La cystite continue (capacité 50 grammes), il urine toutes les demi-heures. Urines troubles passant en grande partie par le périnée. Un peu par le méat. La plaie par où passait la sonde est un peu macérée par l'urine qui passe à toutes les mictions, qui sont très fréquentes.

1er août. — La cystite est intense. Lavage au nitrate.

2 août. — La cystite va beaucoup mieux. L'urine passe autant qu'avant par le périnée.

4 août. — Les phénomènes douloureux se sont apaisés beaucoup. Il urine bien moins souvent, mais les urines sont très troubles. Incontinence nocturne depuis quarante-huit heures. D'ailleurs il en a déjà eu avant son opération.

11 août. — La fistule ne coule plus, la cystite continue s'améliorant, mais il urine encore toutes les demi-heures. Dilatation avec les béniqués n°s 36, 40, 45.

18 septembre. — Béniqués simples, jusqu'au 54.

21 septembre. — Béniqués électrol, jusqu'au 52.

27 septembre. — Béniqués électrol, jusqu'au 56, très facilement. La fistule continue, suintant un peu.

28 septembre. — On lui met une sonde de Pezzer à demeure et on cautérise l'orifice de la fistule qui est très petit.

30 septembre. — La fistule est fermée.

Le malade n'urine plus que toutes les heures et demie ou deux heures.

Souplesse parfaite du périnée et de l'urètre.

Observation XVIII

(M. Marion, service Civiale, hôpital Lariboisière.)

Rétrécissement inflammatoire et fistules.

C..., cinquante-huit ans, journalier, entre à l'hôpital le 12 décembre 1910.

Diagnostic : Fistule périnéale.

Blennorragie, à dix-huit ans, soignée avec de petites injections et des balsamiques. Il y a six ans, le malade a remarqué qu'il urinait plus difficilement; son jet était petit et déformé. Il y a quatre ans, abcès urineux non incisé qui s'est ouvert de lui-même; il a conservé une fistule périnéale depuis.

Il y a six mois, nouvel abcès urineux pour lequel on lui a fait deux incisions. En juillet dernier, il entre à l'hôpital de Verneuil où on l'opère de sa fistule périnéale et où on lui met une sonde à demeure pendant deux mois.

Actuellement, fistule périnéale médiane avec cicatrices de tous les côtés. Méat rétréci. Rétrécissement à 12 ou 13 centimètres du méat, n'admettant pas une bougie n° 15, le 12 passe facilement. Le malade urine autant par sa fistule que par la verge.

27 décembre. — Opération : excision de la fistule et du trajet, libération latérale de l'urètre, suture latérale de l'urètre, dérivation des urines par le périnée.

29 décembre. — Sonde bouchée, vessie distendue ; on remet une autre sonde qui fonctionne bien.

2 janvier. — La sonde commence à s'incruster, on en remet une autre.

7 janvier. — Ablation de la sonde de dérivation. Mise en place d'une sonde à demeure.

9 janvier. — Le jour de l'ablation de la sonde de dérivation, l'urine a filtré moitié par le périnée, le reste par la verge.

11 janvier. — Même état, on met une nouvelle sonde à demeure.

14 janvier. — Ablation de la sonde.

15 janvier. — Pendant deux jours, l'urine n'a pas passé par la plaie, aujourd'hui passe un peu.

22 janvier. — Sortie, l'urine passant toute par la verge.

Observation XIX

(M. Marion, service Civiale, hôpital Lariboisière.)

Rétrécissement inflammatoire et fistules.

Ch..., Al., âgé de cinquante-cinq ans, marchand des quatre-saisons, entre à l'hôpital le 30 novembre 1910 et en sort le 16 janvier 1911.

Diagnostic : Abcès urineux et rétrécissement de l'urètre.

A eu deux blennorragies vers l'âge de vingt-cinq ans. Rétrécissement de l'urètre. Rétrécissement, il y a dix ans. Urétrotomie à Necker, il y a quatre ans, une incision d'abcès urineux.

Il y a quatre ou cinq mois, nouvel abcès urineux qui s'est ouvert spontanément, il en a conservé une fistule par laquelle il sort du pus et de l'urine.

Nouvel abcès urineux à la racine des bourses et à gauche, apparu il y a six jours. Deux bourgeons charnus au niveau de l'ancienne incision de l'abcès urineux. Rétrécissement filiforme. Les urines sont troubles et louches.

5 décembre. — On passe une filiforme.

7 décembre. — On retire la filiforme pour passer une bougie plus grosse, mais on n'y arrive pas. Incision de l'abcès.

7 décembre. — On passe une filiforme.

9 décembre. — On passe la même grosseur.

10 décembre. — On supprime la filiforme.

11 décembre. — Fièvre.

12 décembre. — Pas de fièvre.

13-18 décembre. — Pansement (seulement).

20 décembre. — Opération : résection des fistules, urétrectomie et suture bout à bout avec drainage (sonde à demeure) par périnée (dans le bout postérieur de l'urètre).

23 décembre. — Changement de la sonde. Hématome des bourses.

27 décembre. — Changement de la sonde. Ablation des fils.

2 janvier 1911. — Changement de la sonde.

4 janvier. — Suppression de la sonde périnéale; sonde à demeure urétrale.

9 janvier. — Changement de la sonde à demeure.

14 janvier. — Suppression de la sonde à demeure.

16 janvier. — Il urine tout par la verge.

16 janvier. — Sortie; guérison complète.

Observation XX

(M. Marion. Service Civiale, hôpital Lariboisière.)

Rétrécissement inflammatoire non dilatable.

R. U..., âgé de quarante-deux ans, peintre, entré le 8 janvier 1911, sorti le 12 février.

Diagnostic : Rétrécissement de l'urètre.

A eu une seule blennorragie à l'âge de dix-huit ans, durée sept à huit mois, goutte matinale pendant longtemps, en même temps périurétrite.

A vingt et un ans, pendant son service militaire, constatation du rétrécissement (trois ans après le début de sa blennoragie). On a essayé de le dilater pendant sept mois sans arriver à dépasser la bougie 12 (?) ; chaque fois qu'on arrêtait le traitement pendant quelques jours, on ne pouvait plus passer le même numéro de bougie.

Il a subi quatre urétrotomies internes :

La première en 1905 (février) ;

La seconde en 1905 (septembre) ;

La troisième en 1906.

Toutes trois faites à Necker.

La quatrième en 1907 (septembre), dans le service Civiale, à Lariboisière.

Après toutes ces urétrotomies, le malade n'a jamais dépassé comme dilatation le numéro 18, la dernière fois seulement, il est arrivé au numéro 20.

Après la dernière opération, le malade urinait assez facilement, seulement, de temps en temps, il était obligé de se sonder et il le faisait avec une filiforme (pour amorcer l'urine, selon son expression), ensuite la miction se faisait facilement.

Depuis trois mois, il a recommencé à souffrir fortement en urinant et pendant toute la miction.

Urine dix, douze fois le jour, autant la nuit ; chaque fois

la valeur d'une cuillère à soupe environ. Reste cinq, dix minutes avant d'arriver à uriner et doit maintenir les efforts pendant toute la miction qui se fait goutte à goutte.

Après chaque miction, perd quelques gouttes d'urine, sa chemise en est mouillée. Depuis quarante-huit heures, vomissements, diarrhée.

Température : 37°5 premier jour, 39°5 second jour.

Urètre : On est arrêté dans la région bulbaire, aucun explorateur ne passe ; avec beaucoup de difficulté, on arrive à passer une filiforme qui est très serrée. La prostate est un peu grosse, surtout à gauche, régulière, bien délimitée, molle et très sensible. Le malade a de la fièvre, température 39°5, vomissements, diarrhée. Les urines sont très troubles dès l'émission, fort dépôt.

13 janvier 1911. — Urétrectomie, suture bout à bout, dérivation périnéale des urines.

20 janvier. — Urines claires, bon état, aussi enlève-t-on la sonde périnéale et les fils, le périnée étant presque fermé.

24 janvier. — Le malade ayant tendance à uriner par le périnée, on lui introduit facilement une sonde béquille n° 17, qu'on laisse à demeure.

29 janvier. — La sonde à demeure est retirée, périnée bien fermé. Lavages ctr O^3Ag de la vessie.

4 février. — Béniqués 40, 41, 42.

6 février. — Béniqués 42, 43, 44, quelques gouttes de sang.

8 février. — Béniqués 45, 46. Sort de l'hôpital pour continuer son traitement à la consultation.

27 février. — A la consultation, on passe facilement dans l'urètre du malade un béniqué n° 48.

23 janvier 1912. — Le malade est revu ; périnée souple ; mais, au niveau de la suture urétrale, se trouve un anneau scléreux ne laissant même pas passer un numéro 17.

Observation XXI

(M. Marion. Service Civiale, hôpital Lariboisière.)

Rétrécissement inflammatoire.

Ch. T..., soixante et un ans, boulanger, entre à l'hôpital le 2 mars 1911 ; sortie, 19 juin 1911.

Diagnostic : Abcès urineux et rétrécissement urétral.

Entré pour une tuméfaction périnéo-scrotopénienne avec difficulté des mictions. Blennorragie à l'âge de vingt ans, traitée par de grands lavages.

Depuis huit jours a remarqué une certaine difficulté pour uriner et a observé que les bourses commençaient à enfler. Son jet d'urine avait toujours été bon, et il n'avait remarqué aucun trouble mictionnel.

Actuellement, il urine difficilement et souvent (toutes les heures); ses urines sont rougeâtres.

Le malade présente une tuméfaction périnéale médiane qui tient à l'urètre dans la profondeur et qui est un peu mobilisable transversalement, mais immobile dans le sens antéro-postérieur. Entourant cette tuméfaction, on trouve un gonflement œdémateux et rouge des bourses, de la verge et de la région pubienne.

11 février 1911. — Incision large de l'abcès urineux sur la ligne médiane, depuis l'anus jusqu'à la racine de la verge, et on circonscrit l'infiltration œdémateuse par des pointes de feu. On lave la plaie à l'eau oxygénée iodée et on la tamponne.

12 février. — Pansement.

19 février. — La plaie est très propre et commence à bourgeonner.

26 février. — On tente d'explorer son canal, mais on ne réussit même pas à passer une filiforme.

27 février. — Nouvelle tentative infructueuse.

28 février. — On passe une filiforme laissée à demeure.

1er mars. — Urétrotomie interne.

3 mars. — Suppression de la sonde.

10 mars. — Dilatation avec des bougies nos 18, 19.

12 mars. — Dilatation avec des bougies nos 19, 20, 21.

14 mars. — Dilatation avec des bougies nos 21, 22, 23.

16 mars. — Dilatation avec des bougies nos 23, 24, 25.

19 mars. — Dilatation avec des béniqués nos 44, 46, 47.

21 mars. — Dilatation avec des béniqués nos 47, 48, 49.

23 mars. — Dilatation avec des béniqués nos 49, 50, 51.

25 mars. — Dilatation avec des béniqués nos 51, 52.

21 avril. — Urétrectomie et sutures bout à bout. Dérivation périnéale.

25 avril — Apparition d'un hématome scrotal.

27 avril — Enlèvement des points de suture de la partie postérieure du scrotum, drainage au moyen d'une mèche iodoformée.

1er mai. — Enlèvement des fils et de la sonde périnéale.

15 mai. — Sonde à demeure laissée quelques jours pour fermer l'urétrostomie.

25 mai. — Dilatation avec des bénéqués nos 45, 46, 47, 48.

27 mai. — Dilatation avec des béniqués nos 48, 49, 50.

30 mai. — Fermé la fistule qui est resté après l'urétrostomie périnéale de dérivation; sonde à demeure.

10 juin. — La plaie commence à se cicatriser, il n'y a pas de fistule urétrale.

19 juin. — Le malade sort guéri, le périnée complètement fermé.

23 janvier 1912. — Aucune dilatation depuis la sortie de Lariboisière. On passe un béniqué n° 45 avec un ressaut.

Observation XXII

(Heitz-Boyer. Service Albarran.)

Rétrécissement inflammatoire, infranchissable.

M... Et., quarante-trois ans.

Canal très mauvais à partir de l'angle pénien; série de

blennorragies. On avait pu passer une filiforme (?) qu'il n'avait pu garder. Ensuite, absolument impossible d'en faire pénétrer une nouvelle.

Opération : Le 2 décembre 1910. Procédé habituel. Résection de 6 centimètres d'urètre, et encore est-on obligé de laisser un peu de tissu malade en avant.

Mobilisation du bout antérieur. « Je finis comme d'habitude, dit Heitz-Boyer, tout l'urètre avec les parties molles, mais en réduisant l'étendue de ce nouveau canal grâce à la mobilisation du bout antérieur qui me fait gagner au moins 3 centimètres. Je tente ensuite la dérivation postérieure, très difficile, à cause de la résection de toute la masse bulbaire. Je peux y arriver, cependant, en passant très près du rectum et en remontant très haut : je suis obligé, en effet, de faire la dérivation sur le bec de la prostate.

« Nécessité de bien tirer et attirer successivement avec une pince de Kocher de chaque côté. Sonde n° 20, béquille. »

Suites opératoires : Simples, pas de fièvre. On lave avec précaution le canal, mais, au cinquième jour, petit abcès en avant ; au huitième jour, la sonde de dérivation tombe. J'essaie d'en passer une par l'urètre, mais grande difficulté à l'union de l'urètre refait et du nouveau ; la bougie fait saigner. En lavant, douleur atroce et œdème de la verge consécutif, mais tout s'est bien arrangé. Le malade garde la nouvelle sonde urétrale jusqu'au dix-huitième jour. Là tout était fermé ; canal absolument continent ; la fistule de dérivation est complètement fermée.

A la première tentative, on passe le 40, 46 béniqué, mais c'est encore dur en avant.

C'est donc un malade qui a été guéri en moins de vingt jours.

Le malade, rencontré plusieurs fois depuis, par l'infirmier qui le soignait à Necker, a déclaré n'avoir jamais cessé de travailler depuis sa sortie de l'hôpital ; il se porte bien et se dilate lui-même régulièrement avec les bougies nos 24 et 25.

Observation XXIII (inédite).

(Due à l'obligeance de M. Jeanbrau, de Montpellier.)

Rétrécissement traumatique de l'urètre. Urétrectomie, urétrorraphie circulaire avec dérivation des urines, par la méthode de Rochet.

Louis-Pierre B..., trente ans, charpentier, entre le 30 mai 1912 à la Clinique des maladies des voies urinaires de Montpellier pour dysurie.

Maladie actuelle. — Le 17 octobre 1911, B... fit une chute à califourchon sur une poutre en fer. Urétrorragie immédiate et très abondante qui dura pendant quatre jours consécutifs et affaiblit considérablement le blessé. Rétention d'urine complète pendant ces quatre jours. Le blessé ne fut pas sondé : son entourage se borna à lui faire boire des tisanes diurétiques en abondance, de sorte que, pendant ces quatre jours, il souffrit atrocement du fait de la distension de la vessie qui ne pouvait se vider. Enfin, le cinquième jour, alors que son ventre était extrêmement ballonné, B... fit un effort violent et parvint à émettre par l'urètre une certaine quantité d'urine sanglante. Cette miction s'accompagna d'une douleur si forte qu'il en résulta une syncope.

Le blessé fut frappé du petit volume de son jet lors de sa première miction : il était, dit-il, « comme une allumette ».

Pendant la semaine suivante, chaque miction était précédée de l'expulsion d'un petit caillot.

Dans la suite, le jet diminua progressivement.

Aucune exploration n'a été faite, aucune dilatation n'a été pratiquée.

On n'a d'ailleurs jamais dit au blessé qu'il avait pu se rupturer l'urètre.

C'est la Compagnie d'assurance qui a fait entrer B... dans le Service afin de lui faire subir un traitement approprié.

Etat de B... le 30 mai 1912. — La miction est difficile et lente. Elle commence par l'écoulement de quelques gouttes; puis il s'écoule un mince filet qui dure parfois trois ou quatre minutes. Gouttes retardataires qui mouillent la chemise.

A la palpation du périnée, on perçoit un nodule du volume d'une petite cerise, faisant corps avec l'urètre, immédiatement en arrière de la racine des bourses. C'est évidemment un noyau cicatriciel correspondant à la rupture spongio-muqueuse produite par la chute à califourchon de 1911.

L'exploration du canal avec des boules olivaires et des filiformes ne permet pas de franchir l'urètre périnéal. Aucune filiforme, même les plus fines, en baleine et à baïonnette ne peut passer. On se décide donc à faire l'urétrotomie externe et, comme il s'agit d'un rétrécissement unique, traumatique, M. Jeanbrau se propose de pratiquer la résection.

Urétrotomie le 4 juin 1912, par M. Jeanbrau; aide : Dr M. Jourdan. — Rachianesthésie avec 8 centigrammes de novocaïne.

Incision médiane. On constate sur l'urètre périnéal un nodule dur du volume d'une cerise. Section transversale de l'urètre en avant et en arrière. On résèque ainsi 2 centimètres et demi d'urètre environ. Libération et mobilisation du bout antérieur qui est abaissé dans la plaie et fixé par deux catguts n° 1, selon la technique de M. Marion. Libération du bout postérieur sur 1 centimètre environ de longueur. Placement de deux catguts 00 sur la tranche supérieure des deux bouts; les fils sont noués en dehors. Une sonde à bout olivaire n° 23, introduite par le méat, est enfoncée jusque dans la vessie. Sur cette sonde, qui sert de mandrin, on place trois fils, deux latéraux et un médian. L'affrontement est parfait.

A 1 centimètre en arrière de l'anastomose, sur la sonde, incision longitudinale de l'urètre de 1 centimètre de longueur. Par cette boutonnière, on introduit une sonde de Nélaton n° 16, qui est fixée à la peau par un crin de Florence, après mise au point très soigneuse.

La plaie est fermée par des crins séparés, sauf au niveau de son extrémité inférieure où l'on introduit une petite mèche de gaze à l'ectogan. Pansement légèrement compressif.

10 centigrammes d'opium par jour.

Suites opératoires. — Apyrétiques. La sonde à demeure fonctionne très bien les deux premiers jours.

Le troisième, dans l'après-midi, l'urine cesse de couler. La vessie se distend ; le malade fait des efforts involontaires et un peu d'urine suinte entre la sonde et le canal, et s'écoule par le méat. M. Jeanbrau, appelé aussitôt, débouche la sonde, obstruée par une mucosité.

La sonde n'est pas changée. Elle est enlevée définitivement le douzième jour.

La suture s'est réunie *par première intention*, malgré l'incident du troisième jour.

Les mictions volontaires sont faciles, indolores et se font avec gros jet. Jusqu'au 22 juin, il s'écoule un peu d'urine par la boutonnière urétrale ; le 23 juin, c'est-à-dire dix-huit jours après l'opération, le périnée est complètement cicatrisé et la boutonnière fermée.

Le 26 juin suivant, on passe très facilement les béniqués 45, 48 et 51. Cinq mictions par vingt-quatre heures. Urines claires.

Le blessé sort le 8 juillet, dilaté à 54 béniqué. Périnée souple, jet volumineux, pas de gouttes retardataires.

On lui conseille de venir se faire dilater régulièrement. Malgré ces recommandations, le blessé n'a pas été revu.

Observation XXIV (inédite).

(Due à l'obligeance de M. Jeanbrau, de Montpellier.)

Rétrécissement traumatique de l'urètre périnéal consécutif à une section par coup de feu. Résection, urétrorraphie circulaire avec dérivation temporaire des urines par la méthode de Rochet.

M..., Eugène, vingt-deux ans, soldat au 78e d'infanterie, blessé le 21 décembre 1914, à Jonchery, par une balle de fusil qui lui traverse les bourses, sectionne l'urètre périnéal et traverse la cuisse gauche d'avant en arrière.

Suites de la blessure. — Il perd la totalité des urines par le périnée pendant huit jours. Dans un hôpital de Châlons, on lui place une sonde à demeure qu'on laisse pendant deux mois et demi. Evacué sur Béziers avec une fistulette périnéale, on le dilate jusqu'au numéro 14 Charrière en s'aidant de l'électrolyse.

Pendant son séjour à Châlons, les testicules se sont sphacélés et éliminés en totalité.

Le blessé est envoyé à la Clinique des maladies des voies urinaires de Montpellier, Centre urologique de la XVIe Région, le 10 juillet 1915.

Etat du blessé le 10 juillet 1915. — Les bourses sont réduites à l'état d'une petite poche vide, formée de tissu cicatriciel adhérent à l'urètre scrotal. Les testicules font défaut.

L'urètre scrotal est scléreux. Une boule olivaire n° 8 passe très difficilement, en déterminant une vive douleur. Une tentative de dilatation demeure infructueuse. M. Jeanbrau décide de réséquer la zone sténosée.

Urétrectomie le 28 juillet, par M. Jeanbrau; aide : Dr Ros. — Anesthésie à l'éther. Incision médiale sur la cicatrice périnéale. Libération de l'urètre en avant et en arrière du rétrécissement, puis de la zone sténosée qui n'a que 2 centimètres de longueur. Section transversale de l'urètre en avant et en arrière du rétrécissement. Libération du bout antérieur qui est abaissé et fixé dans la plaie par deux fils latéraux (technique de M. Marion).

Suture bout à bout, avec du catgut o, sur une sonde à bout olivaire n° 22, comme dans l'observation précédente.

A 2 centimètres en arrière de l'urétrorraphie, boutonnière longitudinale de l'urètre à travers laquelle on introduit une sonde de Nélaton n° 16. Suture de la peau au crin de Florence. Tamponnement de l'angle inférieur de la plaie avec une mèche de gaze vioformée.

10 centigrammes d'opium par jour.

Suites opératoires. — Le 30 juillet, l'urine filtre entre la sonde et le canal, probablement par suite d'une coudure de celle-ci sous l'influence d'un mouvement du malade dans son lit. On ne constate cependant aucune tuméfaction au niveau de la ligne de suture.

Le 31 juillet, la sonde cesse encore de fonctionner et le blessé urine par la verge assez abondamment.

Le 1er août, on remplace la sonde de Nélaton par une sonde à béquille qui fonctionne très bien.

Le 8 août, c'est-à-dire onze jours après l'opération, on supprime la sonde à demeure. Le malade urine à gros jet par la verge et perd très peu d'urine par le périnée. Le 10 août, la boutonnière périnéale est fermée et la plaie opératoire complètement cicatrisée.

Dilatation aux béniqués tous les deux jours.

Le 2 septembre, on passe le béniqué 48.

Le 1er octobre, on passe très facilement les béniqués 56 et 57.

Urètre souple, cicatrice de l'urétrorraphie non perceptible.

Proposé pour la réforme n° 1 pour la perte des deux testicules.

CONCLUSIONS

I. — La dérivation temporaire des urines dans les opérations sur l'urètre, imaginée et proposée pour la première fois par Rochet, qu'on doit donc appeler *méthode de Rochet*, se pratique soit par urétrostomie, soit par cystostomie.

II. — Cette métode constitue actuellement le meilleur moyen d'obtenir une réunion par première intention dans l'urétrorraphie circulaire pratiquée après résection d'un rétrécissement.

III. — Toutes les fois que le rétrécissement est franchissable, ou qu'on trouve le bout postérieur de l'urètre au cours des recherches périnéales, on peut faire la dérivation par une boutonnière urétrale en arrière de l'urétrorraphie.

IV. — Lorsqu'on ne trouve pas le bout postérieur et qu'on doit pratiquer le cathétérisme rétrograde, on fera la dérivation par cystostomie.

V. — Dans les ruptures récentes de l'urètre, il paraît préférable de faire d'emblée la cystostomie et, par suite, de dériver par l'hypogastre.

OUVRAGES CONSULTÉS

CABOT (H.), de Boston. — Traitement des rétrécissements de la portion bulbaire de l'urètre par la résection partielle ou complète. *(The Boston Medical and Surgical Journal*, 9 décembre 1909, p. 840; analysé in *Journal de Chirurgie*, 1910, t. Ier, p. 205.)

CHOLTZOFF (B.-N.) — Traitement radical du rétrécissement de l'urètre par l'excision de la partie rétrécie. *(Annales des Maladies des organes génito-urinaires*, 1910, vol. II, p. 1738.)

— La dérivation des urines dans les fistules urétrales, les opérations plastiques sur l'urètre et dans les ulcères phagédéniques de la verge. *(Revue clinique d'Urologie*, Paris, septembre 1912, p. 483-492.)

COLINEAU. — *Traitement des rétrécissements graves de l'urètre par l'autoplastie cutanée.* (Thèse de Lyon, 1901.)

DESVIGNES. — *Etude critique du traitement de la rupture traumatique de l'urètre périnéo-bulbaire.* (Thèse de Paris, 1911, n° 45.)

GUILLAUME. — *De la dérivation temporaire des urines dans les interventions sur l'urètre.* (Thèse de Paris, 1912.)

JEANBRAU. — In *Précis de Pathologie chiruricale.* (Paris, Masson, éditeur, t IV, p. 260 et 306.)

Legueu et Cestan. — *Annales des Maladies génito-urinaires*, 1893.

Legueu. — De la réparation en deux temps des pertes de substances traumatiques ou opératoires de l'urètre périnéal. (*Bulletin de la Société de Chirurgie de Paris*, t. XXXII, 1906, p. 816.)

Lenormant. — Comment faut-il traiter les ruptures traumatiques de l'urètre bulbaire? (*Presse Médicale*, 24 février 1912, p. 166.)

Marion et Heitz-Boyer. — Réparation de l'urètre par suture bout à bout avec dérivation immédiate et temporaire des urines par urétrostomie. (*XIVe Session de l'Association française d'Urologie*, Paris 1911, p. 310.)

Marion. — *Leçons de Chirurgie urinaire*. (Paris, Masson, éditeur, 1912.)

— De la dérivation de l'urine dans les opérations sur l'urètre. (*Bulletin de la Société de Chirurgie*, 7 février 1912, p. 212.)

— De la reconstitution de l'urètre par urétrorraphie circulaire avec dérivation de l'urine (avec figures). (*Journal d'Urologie médicale et chirurgicale*, avril 1912, p. 523.)

— Résultats éloignés des urétrorraphies circulaires suivies de dérivation dans les ruptures et les rétrécissements traumatiques de l'urètre. (*Journal d'Urologie médicale et chirurgicale*, 15 mai 1914, p. 553.)

Nové-Josserand. — Traitement des formes graves de l'hypospadias et de l'épispadias, par la tunnellisation avec greffe. (*Archives générales de Chirurgie*, 1909, avril, p. 331-348.)

— Même titre. (*Annales des Maladies des organes génito-urinaires*, 1909, II, p. 1299.)

Nové-Josserand et Delore. — *Lyon Médical*, 1909.

Pasteau et Iselin. — La réfection de l'urètre périnéal, etc. *(Annales de Guyon*, 1906, II, p. 1601, 1697, 1768, 1850.)

Rochet. — *Chirurgie de l'urètre*. (Paris, Steinheil, éditeur, 1895.)

— *Lyon Médical*, 1905, p. 634.

— *Bulletin de la Société de Chirurgie de Lyon*, 1905, p. 57.

— *Quelques données nouvelles de clinique et thérapeutique urinaires*. (Lyon, 1906, Storck, éditeur.)

— La dérivation urinaire temporaire dans les opérations sur l'urètre. *(Journal d'Urologie*, mai 1912, p. 594.)

Silva. — *De la dérivation urinaire dans les opérations sur l'urètre. Valeur respective de la cystostomie et de l'urétrostomie*. (Thèse de Paris, 1912.)

Lyon. — Imprimerie A. Rey, 4, rue Gentil. — 70317

www.ingramcontent.com/pod-product-compliance
Ingram Content Group UK Ltd.
Pitfield, Milton Keynes, MK11 3LW, UK
UKHW020317220726
13923UKWH00003B/1212